中国心律失常联盟患者健康教育丛书

关注你的脉搏

主　编　刘文玲　郭继鸿

编　者　（以姓氏汉语拼音为序）

郭继鸿（北京大学人民医院）

洪　葵（南昌大学第二附属医院）

李翠兰（北京大学人民医院）

刘文玲（北京大学人民医院）

马长生（首都医科大学附属北京安贞医院）

桑才华（首都医科大学附属北京安贞医院）

王立群（北京大学人民医院）

许　原（北京大学人民医院）

杨进刚（阜外心血管病医院）

张海澄（北京大学人民医院）

北京大学医学出版社

GUANZHU NIDE MAIBO

图书在版编目（CIP）数据

关注你的脉搏 / 刘文玲，郭继鸿主编. —北京：北京大学医学出版社，2013.5（2016.5 重印）

（中国心律失常联盟患者健康教育丛书）

ISBN 978-7-5659-0564-3

Ⅰ. ①关⋯　Ⅱ. ①刘⋯ ②郭⋯　Ⅲ. ①心律失常—诊疗　Ⅳ. ①R541.7

中国版本图书馆 CIP 数据核字（2013）第 062751 号

关注你的脉搏

主　　编：刘文玲　郭继鸿
出版发行：北京大学医学出版社
地　　址：（100191）北京市海淀区学院路 38 号　北京大学医学部院内
电　　话：发行部 010-82802230；图书邮购 010-82802495
网　　址：http://www.pumpress.com.cn
E - mail：booksale@bjmu.edu.cn
印　　刷：中煤（北京）印务有限公司
经　　销：新华书店
责任编辑：杨　杰　责任校对：金彤文　责任印制：罗德刚
开　　本：880 mm×1230 mm　1/32　印张：7　字数：203 千字
版　　次：2013 年 7 月第 1 版　2016 年 5 月第 2 次印刷
书　　号：ISBN 978-7-5659-0564-3
定　　价：35.00 元

本书由
北京大学医学部科学出版基金
资助出版

中国心律失常联盟患者健康教育丛书
编委会

序

　　"关注你的脉搏"这亲切的话语饱含多少对你发自肺腑的关注。几千年前的中华国医就已认识到"心主神明"，心脏的节律一旦紊乱，就会影响神志，就会影响生命。"关注你的脉搏"这语重心长的嘱咐又凝聚着多少对你健康的惦念。脉搏是心脏的晴雨表，心脏又是人体循环的总动力，一旦这个泵出了故障，轻则不适，重则殒命。脉搏，对健康、对生命至关重要，一定要关注，一定要守护。

　　长时间的不健康将会导致疾病，轻视身体的小恙不适则易招致大乱，防微杜渐才能健康常驻，青春永在。所以，横贯中西医，对疾病的认识理念都会融汇在"预防为主"这四个字。早在春秋战国时期，中医先贤们在《黄帝内经》中就提出了"治未病"的观点，并且认为"上医治未病之病，中医治将病之病，下医治已病之病"。而我们当代医生大都做着"下医"的工作。近年来，随着医务工作者对这一问题认识的提高，各医学会对疾病预防工作逐步重视起来。要达到预防疾病的目的，对公众包括对患者的健康教育必不可少。中国心律

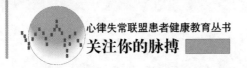
学会近年来通过中国心律失常联盟（中国 AA 联盟）竭力推动中国心律失常患者的健康教育工作。

心律失常可以是一个独立的疾病，也可以是各种心脏病的表现，临床上非常常见。疾病谱非常广：轻者可无症状，或症状轻微，对人体基本不产生危害，严重者可导致心脏性猝死。目前，我国对心律失常患者的健康教育工作还比较薄弱，公众对心律失常的认识非常欠缺。医务工作者应该通过开展健康讲座、编纂健康手册、科普书籍等，让公众了解必要的常识，增强公众对心脏健康的呵护意识，提高公民健康素质。让患者了解疾病、识别危险、及时正确就医、安全用药，同时，减少不必要的担心、减少恐慌，减少不必要的医疗开支。

《关注你的脉搏》是中国 AA 联盟面向社会公众出版的关于心律失常健康教育系列丛书的第一本，包括心律失常基础知识、临床表现和相关检查与治疗等。目的是让广大百姓了解心律失常，正确对待心律失常，及时就诊医治。我们深信《关注你的脉搏》一定能成为广大百姓的良师益友，提高社会公众维护自己健康的能力与水平。

你的健康、幸福就是我们的愿望，为你守护健康的体魄和充满活力的生命就是我们义不容辞的天职！

祝我们每一位读者健康、愉快、长寿！

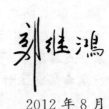

2012 年 8 月

前　言

　　心律失常是一类常见的疾病，涵盖范围很广。轻度心律失常（如房性早搏）可无症状，或症状轻微，对人体不产生危害，但少数严重心律失常则因发生突然，救治成功率低，是患者发生心脏性猝死的最主要原因。研究表明，我国每年发生心脏性猝死的人数约 54.4 万。目前公众对心律失常的认识十分混乱，要么过度紧张，要么掉以轻心，对严重心律失常"不认识、不重视、不治疗"的现象十分普遍。针对心律失常的健康教育迫在眉睫，中国心律失常联盟这一非政府组织正在致力于这方面的工作，将对提高公众对心律失常的认识水平起到积极作用。

　　国际心律失常联盟（Arrhythmia Alliance, AA）是由患者、医护人员和志愿者组成的慈善联盟，总部位于英国伦敦，世界许多国家具有其分支机构。组成联盟的各团体保持独立性，但是共同在 AA 旗下工作，及时、有效地促进心律失常诊断和治疗的进展。心律失常联盟的宗旨是提高患者对心律失常

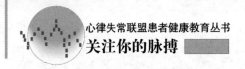
的认识，改善心律失常的诊断，改善心律失常的治疗，改善心律失常患者的生活质量。

中国心律失常联盟（中国 AA 联盟）成立于 2010 年 11 月，自成立起就积极为我国心律失常患者服务，开展健康教育讲座，编写健康教育宣传资料并进行义诊活动。

《关注你的脉搏》就是中国心律失常联盟面向公众出版的关于心律失常健康教育系列丛书的第一本。本书包括心律失常基础知识、心律失常患者的表现、常见的心律失常、心律失常与遗传、心肌病与心律失常、常用的心律失常相关检查、常用的治疗心律失常药物和常用的治疗心律失常器械。目的是让公众了解心律失常，初步了解其是如何发生的，有哪些表现，日常生活中应该注意哪些问题，如何去看病，治疗方法有哪些等等。希望《关注你的脉搏》一书能够帮助公众正确对待心律失常，对于轻度心律失常不要紧张，没有不适的可以忽视不管；对于严重心律失常能够认识，及时就诊，避免发作。最终达到改善生活质量，延长寿命的目的。

本书编写过程中可能有一些不合适的地方，敬请大家批评、指正。

刘文玲

2012 年 8 月

目 录

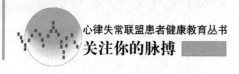

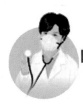

第一章

心律失常基础知识

　　正常心脏按一定频率和一定节律跳动着，当其规律发生改变时，就意味着出现了心律失常。心律失常多见于各种器质性心脏病，特别是冠心病、心肌炎、心肌病、风湿性心脏病、心力衰竭等；缺氧、自主神经功能调节失衡、电解质紊乱、内分泌失调及药物作用时也可出现，还可见于正常健康者。心律失常具有突发性、多变性和致死性，大家有必要了解其相关的基础知识。心律失常实际是心脏的电活动异常，所以我们就从心电开始讲起。

第一节　心电是如何产生的

　　人体内最繁忙的器官就是心脏，从在妈妈肚子里时就开始了不停歇的工作，直到生命的最后一刻。心脏分秒不停地为人体运输着血液，为各种器官和组织送去氧气、养分，带走二氧化碳和废物。可以说，心脏是生命的发动机，"咚嗒、咚嗒"是它不停运转的轰鸣声。汽油发动机需要电瓶点火，柴油发动机也要借助外力才能发动，我们的心脏则不同。心脏的组成细胞具有自律性，这是一种自动产生规律电活动的特性，能够指挥心脏机械收缩和舒张。心脏的电活动是一种生物电。下面我们就首先介绍一下生物电的相关概念。

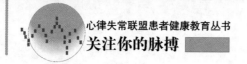

一、生物电的相关概念

我们知道，电流是指一群电荷的定向移动。物理上规定，电流的方向是正电荷定向移动的方向。

生物体内存在大量体液，其中包含各种带电离子（正、负离子），如钠离子、钾离子、钙离子等。这些离子的定向移动即可形成电流。生物体的神经活动和肌肉运动等都伴随着很微弱的电流和电位变化，这种电流叫生物电流，如心脏的电流（简称心电）、脑电流等。

人类对电的认识与生物电密不可分。早在公元前 4000 年，古埃及人就用象形文字记录到电鲶鱼放电（其电压可高达 450 V）迫使渔夫松网放鱼的现象。公元 46 年，古罗马医生 Scribonius Largus 利用电鳐在患者患处放电来治疗头痛和痛风性关节炎，这是人类文字记录到的第 1 次将电应用于临床治疗，直到 17 世纪这都始终是唯一方法。

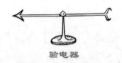

图 1-1-1　第 1 台测量
电能的仪器

公元 1600 年，英国医生 William Gilbert 制造出第 1 台测量电能的仪器（图 1-1-1）。1791 年，意大利解剖医学家及物理学家 Luigi Galvani 将锌、铜制成的双金属弧与蛙肌肉、神经组织的电解质接触后，可以产生电流而刺激肌肉收缩。1875 年，Richard Caton（英国）记录到兔、猴脑的电活动，从而发现了脑电图。1887 年，Augustus Waller（英国）首次应用毛细管水银电流计在人和动物的体表记录到心电活动，但由于水银的重力惯性而不能用于临床。1903 年，Willem Einthoven（荷兰）研制成弦线式电流计，并用其记录到图形稳定、清晰的心房、心室除极及复极波。

二、心脏的生物电现象

心脏的生物电现象与其他可兴奋组织相似，表现为细胞膜内、外的电位变化，称为跨膜电位（或膜电位）。

心肌细胞的跨膜电位是如何形成的?

心肌细胞膜是由两层脂质分子组成的半透膜,水分子可以自由进出,膜内、外离子却受到限制。胞膜上存在着大小不同的蛋白质,是不同离子进出细胞的特殊通道(图 1-1-2)。通道就像一个筛子,筛子眼是不同的,而且可开可关。蛋白质的特性决定了通道的开放与闭合,进而控制不同时期不同离子的进出。进出细胞的离子,有的带正电荷,有的带负电荷。带电离子在心肌细胞膜两侧分布不均匀,从而形成浓度梯度以驱动相应离子跨膜扩散,是心肌细胞跨膜电位形成的主要基础。

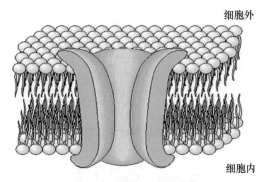

图 1-1-2 细胞膜上的离子通道

 什么是静息电位?它是如何产生的?

细胞未受到刺激时,存在于细胞膜内、外两侧的电位差称为静息电位。

细胞内的钾离子浓度远远高于细胞外,而细胞内钠离子的浓度却极低。静息时,带正电荷的钾离子在浓度梯度的影响下向细胞外渗,而细胞内带负电荷的大分子物质不能伴随其向外流,钠离子受到细胞膜阻挡不能自由进入心肌细胞,细胞膜外阳离子浓度增高,其电位高于细胞膜内。根据电学原理,有电位差就将产生电流,但由于细胞膜的存在和静电力的作用阻碍了膜内、外离子的交流,因而并没有电流产生。阴、阳离子相互吸引，结果使细胞膜外排列一定数量的阳离子而膜内则排列相同数量的阴离子，处于电化学平衡，形成内负、外正的状态，此时细胞膜内、外两侧的电位差即静息电位（图1-1-3）。心房肌细胞和心室肌细胞的静息电位是稳定的，一般为$-90 \sim -80\,mV$。起搏细胞、过渡细胞和浦肯野纤维的电位是不稳定的，有缓慢自动除极化现象。

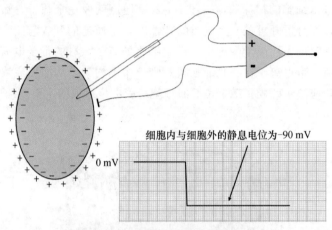

图1-1-3　心肌细胞的静息电位示意图

 什么是动作电位？心肌细胞的动作电位是如何形成的？

动作电位是指心肌细胞受到刺激后在细胞膜两侧所产生的快速、可逆、并可以扩布（传播）的电位变化。

动作电位的形成很复杂，它是由于细胞膜上先后出现很多微小的电流而形成的。这种微小的电流就是离子流。离子流的种类很多，主要包括钠离子流、钙离子流和钾离子流。这些离子流之所以能够发生，是由于细胞膜上有许多不同的离子通道。不同的离子通道活动时，就出现了不同的离子流。一个心肌细胞的兴奋，就是在细胞受刺激时不同的离子通道按一定顺序先后活动的结果。于是就出现了动作电位。按照离子进出心肌细胞的顺序和电位变化，可以将动作电位分为5个时相，即0相、1相、2相、3相和4相，包括除极（去极化）过程、复极过程和极化状态（图1-1-4）。

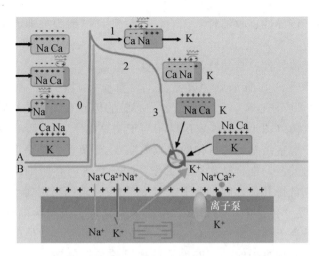

图 1-1-4　心肌细胞的动作电位形成示意图

A. 橙色线示动作电位；B. 黄色线示对应心电图

三、心脏内电的传播

动作电位是如何扩布（传播）的？

心肌细胞某处发生兴奋后，细胞表面的局部电位出现电位差，产生"局部电流"并向邻近部位传递，进而使它旁边的细胞膜内、外跨膜电位差绝对值减小，达到心肌细胞的起搏阈值（能够引发动作电位的最小电位差），引发其动作电位。"局部电流"能沿细胞膜扩布到整个细胞，而且可通过缝隙连接传播到相邻的心肌细胞，从而引起整块心肌兴奋，这种特性被称为心肌细胞的传导性。

心脏的特殊传导系统

心肌细胞的电生理特性是自律性、兴奋性、传导性。根据是否具有自律性，可将心肌细胞分为工作细胞（即心房肌细胞和心室肌细胞，

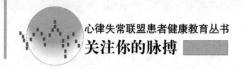
有兴奋性、传导性、收缩性，无自律性）和自律细胞（即心脏特殊传导系统，包括窦房结，房室结，希氏束，左、右束支和浦肯野纤维，有兴奋性、传导性、自律性，无收缩性）。

有自律性的心肌细胞"容易激动，都觉得自己行，都要指挥别人"，但如果放任自流，那就会乱套。心脏的传导系统就是心脏自己的一套管理机构（图 1-1-5）。窦房结相当于"总司令"，负责指挥整个心脏的活动，房室结是管理机构的"政委"，主要负责协调窦房结与心脏其他成员的关系，配合窦房结的工作，防止心房内心肌细胞"不听窦房结的话，自行其是，闹出乱子来"！结间束、希氏束则属于"中层干部"，任务是"传达上级的指示，组织群众完成上级交给的任务"，可别把他们不当干部，因为没有他们，窦房结就指挥不动他的部下。完整而精密的处理机构使心脏的电活动得以顺利地传导（窦房结→结间束→房室结→希氏束→左、右束支→浦肯野纤维→心室肌），从而使心脏高效、有序地运转。

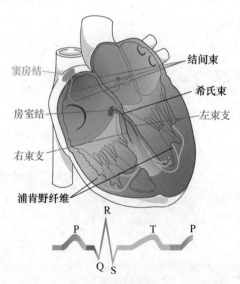

图 1-1-5　心脏特殊传导系统与心电图

上图为心脏的组成（不同的颜色代表激动顺序），下方为对应的心电图

第二节 心脏是如何工作的

你知道营养物质被消化系统吸收后如何输送到各系统、器官吗？氧气进入呼吸系统后如何输送到全身？机体的代谢产物如何运送至排泄器官？内分泌腺产生的激素如何输送至靶器官，并发挥相应的生理功能呢？实际上，这些功能主要依靠心血管系统和淋巴系统完成。

一、心血管系统的概况

心血管系统由心脏、动脉、静脉和毛细血管构成（图 1-2-1）。

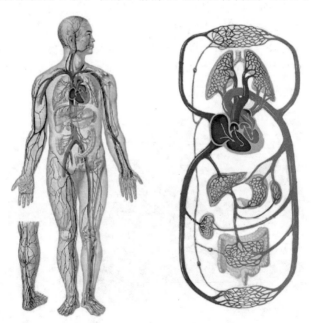

图 1-2-1 心血管系统

红色表示血管内流动的是富含氧的动脉血，

蓝色表示血管内流动的是含氧量低的静脉血，下同

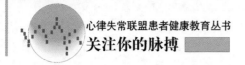
1. 心脏　是血液循环的动力器官，最勤劳。有一个谜语的谜面是这样描述的："胸中有个大桃子，拳头大小差不离。劳逸结合巧安排，任劳任怨干到底"。它的谜底是什么呢？就是心脏。心脏位于胸腔内，有些"偏心眼"，2/3 位于身体正中线的左侧。心脏的大小和人的拳头大小相似，形状就像个桃子。

心脏是一个中空的肌性器官，分为四个腔：两个心房（左心房和右心房）和两个心室（左心室和右心室）（图 1-2-2）。心房在上、心室在下；两个心房之间为房间隔，两个心室之间为室间隔。同侧的心房与心室相通，不同侧的心房之间、心室之间以及心房与心室之间不相通。右心房和上、下腔静脉相连，左心房与肺静脉相连。右心室与肺动脉相连，左心室与主动脉相连。心房和心室之间有房室瓣：右侧为三尖瓣，左侧为二尖瓣。心室与动脉之间有动脉瓣：右侧为肺动脉瓣，左侧为主动脉瓣。这些瓣膜能开能闭，控制着血流方向。房室瓣只能朝向心室开启，保证血液只能从心房流向心室。动脉瓣只能朝向动脉开启，保证血液只能从心室流向动脉而不能反流。

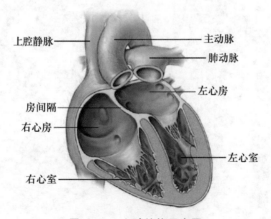

图 1-2-2　心脏结构示意图

心室的壁比心房的壁厚，左心室的壁比右心室的壁厚。心脏的壁越厚，肌肉越发达，收缩和舒张就越有力。

心室或心房每收缩和舒张一次，就构成一个心动周期（图 1-2-3）。

正常情况下，左、右两心房或两心室的活动是一致的，即几乎同时收缩和同时舒张。在一个心动周期中，首先可见两心房收缩，继而心房舒张。当心房开始舒张时，两心室也几乎同时收缩，然后心室舒张。接着心房又发生收缩，即下一个心动周期开始。如果不特指，则一般把心室的收缩期或舒张期称为心脏的收缩期或舒张期。

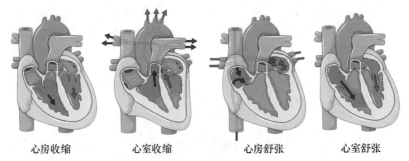

心房收缩　　　　心室收缩　　　　心房舒张　　　　心室舒张

图 1-2-3　心动周期内心脏的收缩、舒张与血流方向

2. 动脉　将血液从心脏输送到身体各部分去的血管。

3. 静脉　将血液从身体各部分送回心脏的血管。

4. 毛细血管　是连接动、静脉末梢间的细小血管，是进行物质交换的场所。

5. 动脉血　含氧丰富、二氧化碳少，颜色鲜红的血。

6. 静脉血　含氧少、二氧化碳多，颜色暗红的血。

二、血液循环

血液循环分为体循环（也称大循环）和肺循环（也称小循环）（图1-2-4）。

 体循环

左心室将动脉血射入主动脉，经过主动脉的各级分支到肺以外的毛细血管网进行物质交换，血液变成静脉血，再经过各级静脉聚集到

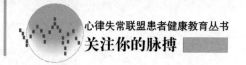

上、下腔静脉，最后回流到右心房。

 肺循环

右心室将静脉血（由右心房流回的）射入肺动脉，经过各级分支到肺泡毛细血管网进行气体交换（血液卸下所携带的二氧化碳，带走新鲜的氧气，成为动脉血），动脉血经过肺静脉，最后回流到左心房。

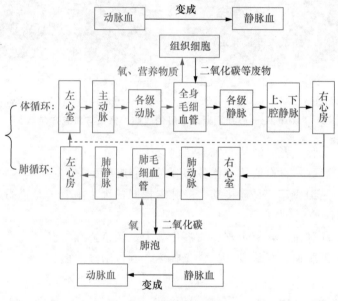

图 1-2-4 血液循环途径

体循环和肺循环通过心脏而联系在一起（图1-2-5）。舒张期，右心房的静脉血流回右心室，左心房的动脉血流回左心室；收缩期，右心室的静脉血被射入肺动脉，左心室的动脉血被射入主动脉。

三、心脏的电机械耦联

心脏是人体内一个不知疲倦的循环泵，它的工作就是不停地将缺少氧气、养料的静脉血回收，将富含氧气、养料的动脉血泵入主动脉输送

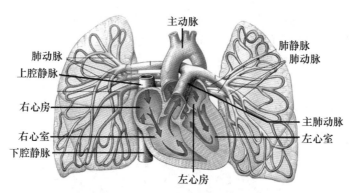

图 1-2-5 心肺循环路径示意图

到全身。心脏通过不断地收缩和舒张来完成这些工作，而指挥心脏的机械活动是电活动。心脏的基本活动就是电活动和机械活动，在每个心动周期中都是电活动在前，机械活动在后，两者相差 40~60 ms，这称为电机械耦联（图 1-2-7）。

电机械耦联的介导因子是钙离子。耦联过程包括四个步骤：

（1）钙跨膜：钙离子顺浓度差流入细胞内，同时产生跨膜的电活动（除极）（图 1-2-6）。

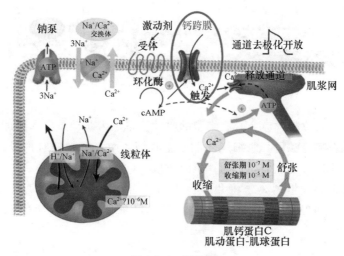

图 1-2-6 钙跨膜

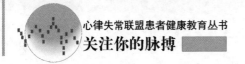
（2）钙火花：经钙离子跨膜，细胞内游离的钙离子浓度升高，并触发肌浆网将储存的钙离子瞬间大量释放，最终使细胞内游离钙离子浓度升高 100 倍。

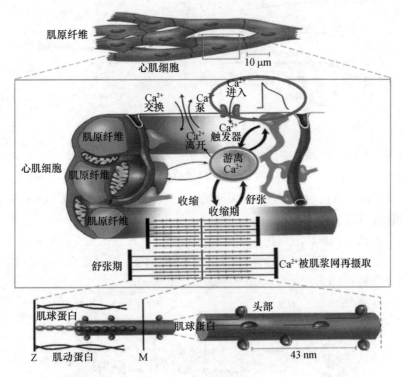

图 1-2-7　电机械耦联

（3）去位阻效应：心肌细胞的收缩亚单位为肌动蛋白和肌球蛋白，但两者必须接触后心肌细胞才能产生收缩，而在舒张期肌钙蛋白可将两者隔开，阻挠收缩，称为"位阻效应"（图 1-2-8）。

游离的大量钙离子将和肌钙蛋白结合形成复合物，使肌钙蛋白移位，从而使"位阻效应"消失，这一过程称为"去位阻效应"。

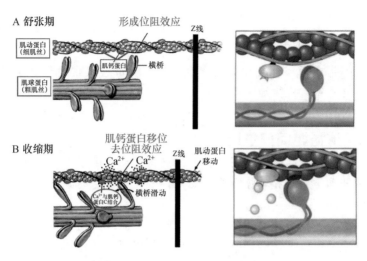

A 舒张期
形成位阻效应
Z线
肌动蛋白
(细肌丝)
肌钙蛋白
横桥
肌球蛋白
(粗肌丝)

B 收缩期
肌钙蛋白移位
去位阻效应
Ca²⁺ Ca²⁺
Z线
肌动蛋白
移动
Ca²⁺与肌钙
蛋白C结合
横桥滑动

图 1-2-8　心肌的舒张与收缩过程

（4）横桥滑动（机械活动）：去位阻效应后，肌球蛋白的横桥在原来的地方滑动，带动肌动蛋白向肌节中央移位，心肌收缩。收缩后，肌浆网回收钙离子，心肌舒张。

上一节我们介绍了心脏的电活动具有节律性，并且按照从心房到心室的顺序传导。经过电机械耦联，心脏的搏动就具有很强的节律性，并且有心房先收缩、心室后收缩的顺序。心脏的舒张期比收缩期长一些，从而使心脏有充分的时间休息。因此，在人的一生中，心脏能够不停地搏动而不疲倦。

第三节　如何检查你的脉搏

当你怀疑自己发生心律失常时，怎么能迅速诊断呢？最简单的自测方法就是查数自己的脉搏。为什么检查脉搏就可以反映心律失常？如何自测脉搏？您想知道吗？请看本节详细内容。

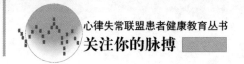

一、脉搏是什么？

脉搏指在每一个心动周期（也就是心脏每一次收缩和舒张过程）中，动脉管壁有规律地跳动。

二、脉搏是如何产生的？

脉搏产生于心脏的周期性收缩与舒张运动。由于心室射血是间断的，致使动脉血压和动脉容积呈周期性变化，引起动脉管壁随之发生周期性跳动。

动脉脉搏始于主动脉根部，沿动脉管壁向外周血管传播。由于动脉的管壁是可以扩张的，所以同时也有外周阻力的作用。脉搏在传播过程中逐渐衰减，传到微动脉和毛细血管时就已经基本消失了。脉搏沿着血管壁的传播并不是血流的前进，而是能量的传递过程，就像水面涟漪的传播。

三、为何要检查脉搏呢？

脉搏在一定程度上能反映心血管的功能，如心脏跳动的节律性、心率、心室收缩力、外周阻力及动脉管壁的弹性等。在祖国医学中，切脉是诊断疾病的重要手段（脉象）之一。要重视脉搏的自测，因为通过脉搏能够迅速了解自己是否有异常的心率和心律。

四、何时检查脉搏？

在自己有心慌、头晕、眼前发黑等不适感时，要检查脉搏，计数每分钟脉搏的次数和节律。此外，应该在全天的不同时间点，包括不同活动的前、后，来测量脉搏。正常情况下，白天脉搏会随着你的活动的变化而发生波动。测量基础脉搏以及正常心率的时间最好是早晨醒来或者晚上睡前。

五、如何检查脉搏？

在身体的浅表动脉可以摸到脉搏，临床常选择桡动脉测定脉搏，因为最容易触摸到脉搏的地方就是位于拇指正下方的手腕部分。在身体的其他部位，包括肘窝（手肘的皱褶部）、腹股沟和腘窝（膝后），也能摸到脉搏。颈部的脉搏也很清楚，但一般不建议检查这个部位，因为压力太大时，容易刺激迷走神经反射而引起心跳减慢、血压下降，甚至有生命危险。

六、什么是正常脉搏？

正常成人脉搏的频率是每分钟 60～100 次，节律规整。

但是，在正常情况下也会发生心率偏慢或偏快。年龄、用药、咖啡因、健康状况、心脏状况、压力和焦虑等因素都会引起心率的改变。儿童的脉搏偏快些，老年人的则偏慢些。运动可使脉搏增快。

七、测量心率的四个步骤

（1）在测量静息手腕脉搏前需要先静坐 5 分钟。注意，在检查脉搏前摄入任何刺激性物质（包括咖啡因和尼古丁）都会影响心率。准备一只手表或时钟。

（2）伸出左手或右手（事先取下该手佩戴的手表、手镯或手链等），手心向上，手肘伸直。

（3）将另一只手的示指和中指放在手腕的拇指根部。手指应当放在腕部桡骨与拇指肌腱之间（如图 1-3-1）。轻微移动手指，以便找到脉搏。用手指压紧手腕，就可以感觉到脉搏了。

（4）数脉搏 30 秒，将结果

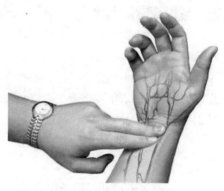

图 1-3-1 脉搏的检测方法

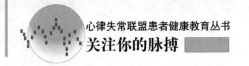
乘以 2 即每分钟脉搏。如果心律不正常，就需要计数 1 分钟，并且需要重复测量。

八、何时需要到医院就诊咨询？

（1）如果你感觉不舒服，并且脉搏经常或有时加快。

（2）如果你感觉不舒服，并且脉搏经常或有时减慢。

（3）如果脉搏不正常，忽快忽慢，那么即使你感觉不到难受，也需要咨询。

每个人的脉搏都不同，所以很难给出一个精确的指南。确实有很多人的心率在 100 次/分以上或在 60 次/分以下。因为正常的脉搏也会随着呼吸的变化而变得不规则，所以很难界定心律失常。如果心率持续超过 120 次/分，或者低于 40 次/分，就应该去医院了。

第四节　正常心律

要想知道什么是心律失常，首先应了解什么样的心律是正常的。正常心律必须起源正常、频率适当、节律规整、依次传导，本节将详细介绍。

一、什么是心律？

心律是指心电活动的节律。心脏是人体血液循环的动力泵。心脏每收缩一次，就把血液泵送到全身一次。由于心脏只有人的拳头般大小，所以泵出的血液量有限，必须不断地收缩和舒张，才能维持血液循环。心脏的收缩和舒张在心电活动的支配下也具有一定节奏和规律，从而发挥心脏泵血的生理功能。

二、什么是窦性心律？

正常心脏电激动起源于窦房结，所形成的心律被称为窦性心律。窦房结就像一个司令员，按照一定频率和节律发放激动，指挥心脏跳动。

窦房结的指令沿着心脏正常的传导系统（也就是心脏内的通讯系统，见图 1-1-5）顺序向下传达到心房、心室，使心房和心室先后激动。

三、窦性心律的心电图表现是什么？

我们在心电图报告中看到的"窦性心律"，说的就是心脏的电激动起源于窦房结，是正常的。窦性心律在心电图中的表现是：Ⅰ、Ⅱ、aVF、V₄～V₆ 导联的 P 波直立（即向上凸起），aVR 导联的 P 波倒置（向下凹）（图 1-4-1）。

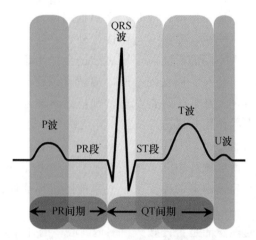

图 1-4-1　正常心电图各波段示意图

四、正常心律的特点是什么？

正常心律的特点是：起源于窦房结、传导正常、频率适宜、节律规整。

五、怎样的心律频率是适宜的？

正常心律不仅要由正常司令部指挥，还需要司令员指挥得正确。那什么样的指挥才是正确的呢？首先，指令的频率要合适，不能太快，也不能太慢。一般成人的静息心率为 60～100 次/分，儿童更快些，老

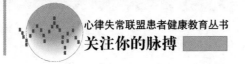

年人慢些。

六、心跳频率是一成不变的吗？为什么？

总的说来，人们在白天活动时心率较快，晚上休息时心率较慢。饮酒、浓茶、咖啡，以及服用某些药物（如氨茶碱、山莨菪碱、阿托品）时，窦性心率也会增快。运动员、体力劳动者或睡眠以及服用某些药物（如洋地黄、β受体阻滞剂、非二氢吡啶类钙拮抗剂）时，心率会减慢。

一位好的司令员在指挥作战时，会根据周围环境、不同战况，作出调整。窦房结也一样，除具有自律性以外，它还受到神经、体液等因素的调控。受到不同的影响时，窦房结也会作出不同的反应。众所周知，迷走和交感神经共同支配心脏，遵循紧张性支配的特点，即心迷走神经和交感神经都处于兴奋状态，都持续不断地发放紧张性冲动调节心脏，两者的作用对抗达到平衡，并反映为静息心率。

运动、情绪激动时，人体氧耗量增加，交感神经活动增强、迷走神经活动减弱、血液循环中儿茶酚胺水平升高，心率加快。这种在运动或各种生理及病理因素的作用下，心率能随机体代谢需要的加快而适当加快的功能称为变时性功能（图 1-4-2）。可以根据运动心率来判断窦房结的变时性功能是否良好。预测最高心率的计算公式可简化为：220－年龄（岁）。当受试者运动心率达到预测最高心率的 90% 以上时，则认为其变时性功能正常。当运动心率＞120 次/分，或运动心率比运动前提高 30 次/分时，也提示受试者变时性功能正常。

前面我们已经说过，正常窦性心律的频率为 60～100 次/分。心率一过性低于 60 次/分即一过性窦性心动过缓，一过性高于 100 次/分即一过性窦性心动过速。除可通过心脏听诊、数脉搏来计算心率以外，还可以根据心电图来计算。24 小时动态心电图，也就是人们常说的"Holter"，其报告中总的以及各时段的平均心率、最高和最低心率能反应心率状况。此外，心搏总数也有诊断价值，24 小时心搏总数低于 80 000 次提示持续性窦性心动过缓，高于 140 000 次则提示持续性窦性心动过速。

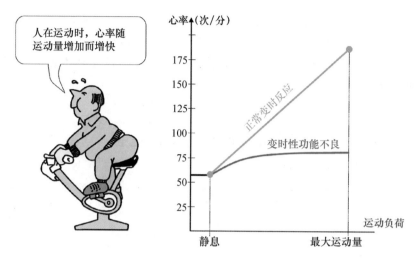

图 1-4-2　心脏变时性

七、正常心律都是节律规整的吗？

心脏跳动不仅要频率适宜、不快不慢，节律也要规整，不能忽快忽慢。有些人，特别是儿童、青年及老年人受呼吸的影响比较明显，其心律不完全是均匀一致的。

早在 1733 年，Hales 就发现马的呼吸与血压和脉搏有关。1946年，Ludwig 第一次观测到犬在吸气时脉搏加快、呼气时脉搏减慢的现象，后来研究证明这个现象普遍存在。我们知道，脉搏的频率基本可以反映心率，所以呼吸对心率的影响也是吸气时心率加快，呼气时心率减慢，这就是呼吸性窦性心律不齐。这是由于吸气时交感神经张力增高，使心率增快，呼气时迷走神经张力增高，使心率变慢。心率快慢变化的周期恰好等于一个呼吸周期，停止呼吸时心律转为规整。心率不低于 50 次/分并且没有症状者，无需诊治。

八、正常心律的电传导是怎样的？

我们知道，心脏有自己的管理机构——心脏特殊传导系统（图

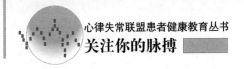
1-1-5)。正常心律必须按照窦房结→结间束→房室结→希氏束→左、右束支→浦肯野纤维→心室肌的顺序激动。当传导在某个部位出现延迟、阻滞或有了岔路（如预激综合征），以及局部循环不良时，都属于异常。

第五节　心律失常的危害

心律失常在临床中十分常见，很多患者反复发作。人们一定会关心心律失常究竟有什么危害，以及危害的严重性。要了解这些，首先应该知道什么是心律失常，哪些症状与之相关。要知道有些人可以毫无症状，有些人则症状显著，少数人甚至会发生猝死。

一、什么是心律失常？

心律失常是一类常见疾病，就是快、慢、不齐的心脏跳动。医生在日常工作中，一般将心律失常分为快速型心律失常和缓慢型心律失常。如各种早搏（即期前收缩）、窦性心动过速、室上性心动过速、房颤（即心房颤动）、房扑（心房扑动）等属于快速型心律失常，即心跳快（偶有房早未下传或房颤伴心室率缓慢也会出现心跳慢）；而窦性心动过缓、窦性停搏、病窦（即病态窦房结综合征，简称病窦综合征）、传导阻滞等则属于缓慢型心律失常（图1-5-1）。

二、心律失常的主要特点是什么？

心律失常具有突发性、间歇性、多变性、致死性。通俗地说，心律失常多为间断出现，常突然发生，往往不能预测，不同时间发作情况可以不一样，严重时可导致患者死亡。

三、心律失常的常见症状有哪些？

许多心律失常患者没有症状，但更多患者在出现各种早搏或心动过速等心律失常时，会感到不舒服。心悸（通常所说的心慌）是最常

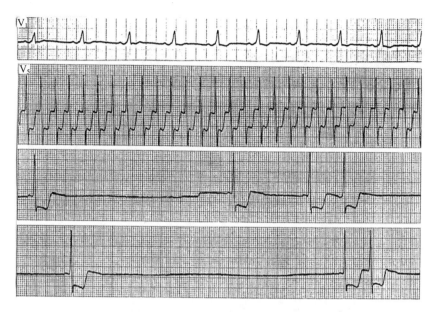

图 1-5-1　心律失常的心电图表现示例

见的症状，发病时患者觉得心跳不停，有时候感觉心脏就要从喉咙跳出来，像做贼似的。患者还可有气短、胸闷、胸痛、夜睡不安等表现，正常的工作和生活严重受到影响。心跳太慢时可以出现头晕、突然眼前发黑（黑矇）。心跳过快的快速型心律失常也可以有类似的表现，严重时还可能出现晕厥（突然意识丧失并跌倒），甚至猝死。

四、什么是猝死？心律失常与猝死的关系如何？

猝死是各种原因引发的急性症状出现 1 小时内的死亡。猝死占总死亡的 15%～20%，严重威胁着人类的生命安全。佛明翰长达 26 年的前瞻性研究结果表明，猝死中 75% 为心脏性猝死 [其中 88% 为心律失常性猝死，又以室性心动过速、室颤（即心室纤颤）及传导阻滞引起的猝死发生率为最高]（图 1-5-2）。

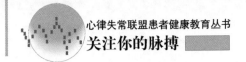
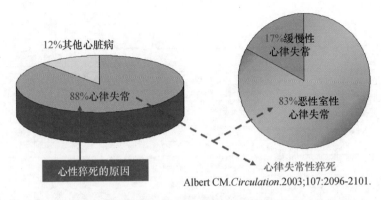

Albert CM.*Circulation*.2003;107:2096-2101.

图 1-5-2　心律失常在猝死中所占的比例

五、心律失常对血液循环的影响主要因素有哪几个？

（1）发生时心跳次数：心脏也就拳头般大小，心跳太慢时，心脏的总射血量就会减少。而心率太快时，心脏的舒张期就会缩短，回到心脏的血液就减少，每次射出的血液也会相应减少，虽然收缩次数增多，但总射血量仍然减少。若心率在 40～160 次／分的范围内，则心脏可以代偿，保持正常心排血量；超过这个范围，心脏将无法代偿。

（2）持续时间：心律失常持续时间越长，对血流动力学影响越大，并有累积作用。心律失常时间过长甚至还可以引起心功能不全（心力衰竭）。

（3）房室收缩顺序：我们知道，血液经心房流向心室，再由心室流向动脉。心房收缩时可促进血液流入心室。室上性心律失常时，房室收缩顺序不变，对血流动力学影响小。室性心律失常时，心房的辅助泵血功能丧失，对血流动力学影响大。

（4）心室收缩顺序：室颤时，心室不能正常收缩，心脏的动力泵作用消失，血液循环就会终止。

（5）是否有器质性心脏病：有心脏病变时对血流动力学影响大，易加重心功能不全。

六、心律失常的危害有哪些？

1. 心律失常可直接引起患者有心慌、心跳增强等不舒服的感觉。

2. 由于对心脏机械活动的指挥紊乱而出现总射血量减少。对全身的供血量就减少，可直接导致心、脑、肾、四肢等器官缺血、缺氧。

（1）对心脏的影响：患者可有心慌、胸闷、气短等症状，可使原本就有的心脏病加重，出现心绞痛、心衰（即心力衰竭）加重、心脏骤停，甚至猝死。

（2）对神经系统的影响：最常见。轻者可有头晕、乏力，进而出现失眠、记忆力减退、性格改变、四肢麻木、反应迟钝等。重者可出现黑矇、眩晕、一过性失语、晕厥，甚至抽搐（阿-斯综合征）。

（3）对肾的影响：相对少见，长期心跳慢者会出现多尿、夜尿多，随着病情的发展，可能演进为少尿、蛋白尿、氮质血症等。

3. 房颤、房扑（即心房扑动）可导致心房不能正常收缩，心房内的血流紊乱，就容易凝结成血栓。如果血栓黏附得不结实，就会脱落并随血液流动，它停在哪儿，哪儿就有"麻烦"了，因为可形成栓塞，局部可能坏死。血栓最常停留的部位是脑，即形成脑卒中，也就是咱们老百姓说的"中风"。如果到说话不清，行动不便，甚至卧床不起，就真是麻烦大了。

第六节　心律失常与心脏病

心律失常是人类死亡的主要直接原因之一，但并非所有心律失常都有病理意义。器质性心脏病都可能引起心律失常，但有心律失常的人并非都有器质性心脏病。据调查，每4个人当中就有1个人患有心律失常。利用远程心电记录仪器描记的话，则可发现患心律失常的人比例会更高（例如有室早的人比例可达90%）。健康人在情绪激动、劳累、酗酒等情况下也可以出现心律失常，出现心慌、气短、胸闷等症状，但这种心律失常是非器质性的，就是说心脏本身并没有什么问

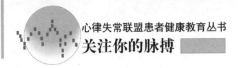
题。如果冠心病、心肌炎、高血压、心肌病等心脏病患者出现心律失常，就是器质性的了。

一、心律失常与冠心病

狭义上讲，冠心病是指由冠状动脉（图 1-6-1 和图 1-6-2）因粥样硬化或（和）痉挛而使血管腔变窄或阻塞，也就是给心脏自身供给氧气、养料的管道狭窄了，使得心肌缺血/坏死而引起的心脏病，也叫做缺血性心脏病。心肌缺血、坏死后可遗留的瘢痕组织，特别是在累及心脏的传导系统时可引起各种心律失常，患者多表现为心跳过快、心跳过慢或心跳不齐。有些人的心律失常可以是冠心病的唯一症状，多数患者可有胸闷等症状。

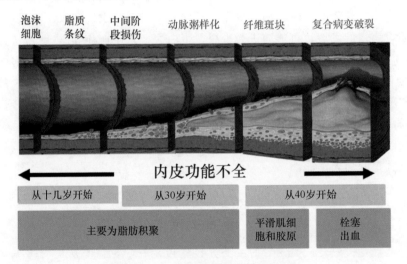

图 1-6-1　动脉粥样硬化发生的过程

而心跳过快、过慢都会使冠状动脉（给心脏自身供血的动脉，见图 1-6-2）的血流量减少，加重心肌缺血。当然，各种早搏造成的心跳不规律也可加重症状。75％～95％的急性心肌梗死患者可出现各种心律失常，包括室性心律失常（室性早搏、室性心动过速、室颤等）、传导阻滞（房室传导阻滞、束支传导阻滞），多发生在起病 1～2 天，以

24 小时内最多见。心肌梗死患者如果出现严重的室性早搏，则可有生命危险。严重的心律失常可导致猝死，冠心病的猝死发生率最高，占所有猝死患者的 70%～90%。

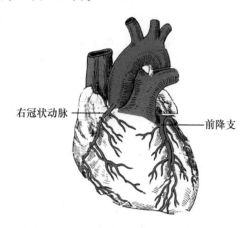

右冠状动脉 — 前降支

图 1-6-2 冠状动脉分布示意图（心脏正面观）

二、心律失常与心肌炎

心肌炎是指因感染或自身免疫（人体内的防御系统攻击自身组织）引起局灶性或弥漫性心肌间质炎性渗出和心肌纤维变性或坏死，导致不同程度的心功能障碍和全身症状的疾病。临床表现轻重不一，轻者可无症状，重者可出现心力衰竭、心源性休克，甚至猝死。约一半患者在发病前 1～3 周有病毒感染的前驱表现，如发热、全身无力、恶心、呕吐、腹泻等消化道症状。然后出现心慌、胸痛、气短、水肿，甚至阿-斯综合征。心肌炎后遗症患者容易出现各种心律失常，如早搏、心动过速、传导阻滞等。当迁延难愈的各种心律失常对患者的心功能有一定影响时，需要积极治疗。有症状的频发早搏和快速型室性心律失常患者常需要服用抗心律失常药物。

三、心律失常与高血压

高血压是最常见的心血管系统疾病。心脏是高血压主要损伤的器

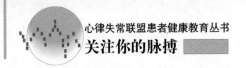
官之一，容易出现左心房及主动脉根部扩张、左心室肥大、左心室收缩及舒张功能异常、冠状动脉储备受损。这些结构及功能的变化可导致各种心律失常发生率增加，以房性早搏和室性早搏最常见，然后是房颤、房扑、室性心动过速、室颤等次之，传导阻滞（束支传导阻滞、房室传导阻滞）较少见。其中，房颤能显著增加心血管发病率和死亡率，特别是脑卒中；而室性心动过速、室颤等快速型心律失常可影响血流动力学稳定，增加猝死的风险，都属于恶性心律失常。

高血压是房颤最重要的危险因素。据报道，房扑、房颤患者中约59%伴有高血压。有研究显示，高血压患者的房颤发生率为血压正常者的 1.42 倍。收缩压每升高 10 mmHg，房颤风险就增加 6%。对于伴左心室肥厚的高血压患者，房颤可使死亡风险增加到 2.5 倍。

伴有左心室结构改变以及老年高血压患者的复杂性室性心律失常发生率明显增高。伴左心室肥厚的高血压患者的阵发性室性心动过速的发生率为 28%，而无左心室肥厚者仅 8%。有人对没有冠心病病史的老年高血压患者随访 27 个月，结果发现，与无左心室肥厚者相比，左心室肥厚者发生室颤和猝死的风险更高（分别为 10% 与 31%）。

四、心律失常与心肌病

心肌病就是由不同病因（主要是遗传）引起的一系列影响心肌的疾病，可导致心脏的机械活动异常和（或）电活动异常通常表现为心室不适当地肥厚或扩张，可以是原发于心脏的，也可以继发于其他疾病（如糖尿病心肌病等）。原发性心肌病仅局限于心肌，包括遗传性（肥厚型心肌病、致心律失常性右室心肌病、左室致密化不全、心脏传导系统疾病、离子通道病等）、混合性（如扩张型心肌病、限制型心肌病）和获得性（炎性反应性心肌病、应激性心肌病、心动过速性心肌病等）。有结构改变的心肌病可以伴有心律失常，而没有结构异常的离子通道病（如长 QT 综合征、Brugada 综合征、儿茶酚胺敏感性多形性室性心动过速等）是遗传性心律失常性疾病，从遗传学上就决定了患者容易发生室性心动过速和猝死。心肌病可以导致心律失常，而长期严重性心律失常也可以引起心肌病变，形成心肌病（如心动过速性心肌病）。

　　除上述各种心脏病外，心律失常还可以见于风湿性心脏病、心力衰竭、先天性心脏病、肺源性心脏病等。心律失常可以是独立的疾病，也可以是某些心脏病的症状之一，还可能是正常人的生理反应。对待心律失常既不能草木皆兵，也不能麻痹大意。套用老话就是"战略上要藐视敌人，战术上要重视敌人"。要分清功能性心律失常与器质性心律失常，分清良性心律失常与恶性（致命性）心律失常。

第七节　心律失常患者常问的问题

一、心律失常的相关概念

 什么是心律失常？

　　答：当心脏电活动的起源部位、频率、节律或传导发生异常及障碍时，即称为心律失常。通俗地讲，就是心跳过快、过慢，或心跳不齐。

 什么是早搏？

　　答：期前收缩又称过早搏动，简称早搏，是指由心脏异位起搏点发出的过早冲动引起的心脏搏动。按激动起源部位可分为窦性、房性、房室交界区性、室性早搏，其中室性早搏最常见。

 什么是心动过速？

　　答：心动过速就是心跳太快，每分钟超过了 100 次，按激动的起源部位可分为：窦性心动过速、房性心动过速、阵发性室上性心动过速、交界区性心动过速、室性心动过速等。

什么是窦性心律不齐?

答：窦性心律不齐是指虽然心跳启动正常，但心脏跳动的快慢明显不齐整，与呼吸周期相关，吸气时增快，呼气时减慢。心电图显示为窦性 P 波，最长 PP 间期与最短 PP 间期差值大于 0.12 秒。许多人，特别是年轻人，在体检检查心电图时，常常会得到"窦性心律不齐"的诊断。多数人都知道心跳应该是规律、整齐的，所以一听说"心律不齐"，便认为是不正常的现象。呼吸性窦性心律不齐属于一种正常的生理现象。

什么是房颤?

答：心房颤动简称房颤，是最常见的持续性心律失常。房颤的总体发病率为 0.4%，随着年龄增长，房颤的发生率不断增加，75 岁以上人群可达 10%。房颤时，心房激动的频率可达 300～600 次/分，心室率往往快且心跳不规则，有时候可以达到 100～160 次/分，不仅比正常人心跳快得多，而且节律绝对不整齐，心房失去有效的收缩功能。

二、有哪些原因会导致心律失常?

心律失常的病因相当复杂，常见的有下列 5 种：①器质性心脏病，如冠心病、肺源性心脏病、高血压心脏病、心肌病、风湿性心脏病等；②各种不良刺激，如情绪激动、疲劳、饮酒、喝浓茶和咖啡等；③药物因素，如使用洋地黄、奎尼丁及某些抗肿瘤药等；④严重电解质紊乱和酸碱平衡失调；⑤代谢性疾病，如甲状腺功能亢进症。由此可见，虽然大多数心律失常是由器质性心脏病所致，但发生心律失常并不一定说明患有心脏病，正常人也可以出现心律失常。

三、心律失常的常见症状有哪些？

答：心律失常的常见症状有心悸（心慌）、胸闷、气短、头晕、黑矇（眼前发黑看不清）、晕厥（短暂的神志不清并跌倒）等。

四、心慌是由什么原因引起的？

 心脏搏动增强

心肌收缩力增强可引起心慌。心慌可以为生理性，也可以为病理性。生理性者可见于健康人在强体力活动或精神过度紧张时，也可见于大量吸烟、饮酒、饮浓茶或咖啡，或应用某些药物（如麻黄碱、咖啡因、氨茶碱、肾上腺素类、苯丙胺、阿托品、甲状腺素等），且常与摄入量及个体敏感性有关。

病理性心脏搏动增强所致心慌可见于：

（1）心室肥大：后天性心脏病，如高血压心脏病，风湿性、梅毒性或其他原因所致的主动脉瓣关闭不全，风湿性二尖瓣关闭不全等，由于左心室肥大、心肌收缩力增强，可引起心慌。脚气病性心脏病时，左、右心室均增大，病情发展快，心慌常明显而强烈。

（2）引起心排血量增加的其他病变：①高热时，机体基础代谢率增高、组织氧耗量增加，因而需要通过加快心率以保证供氧，心率加快可导致心慌。②贫血时，血液携氧量少，器官与组织缺氧，主要代偿机制是通过加快心率、增加心排血量以保证供氧。急性失血性贫血所致心慌尤为明显。③甲状腺功能亢进时，由于基础代谢率与交感神经兴奋性增高，也常引起心慌。④其他，如低血糖发作等，也都容易引起心慌。

 心律失常

（1）心动过速：各种类型的心动过速、心跳过快的房颤或房扑等，

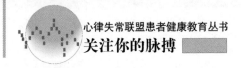
特别是突然发生者，均易引起心慌。

（2）心动过缓、高度房室传导阻滞、病窦综合征等，由于心率缓慢、舒张期延长、心室充盈量增加，致心搏强而有力，可引起心慌。但心慌多见于心率突然转慢之时。

（3）心律不齐：如早搏、房颤等，均可引起心慌。偶发性早搏通常不致引起自觉症状，但患者可因心脏突然搏动而感到心慌，有时也可出现心脏突然停跳的感觉（代偿间歇）。

 心脏神经症

心脏神经症是由于自主神经功能失调引起的一种临床综合征，多见于年轻女性。患者除感心慌之外，还常有心率加快、心前区刺痛或隐痛、呼吸不畅等表现，并常伴有头痛、头晕、失眠、易疲劳、注意力不集中等神经官能症症状。发病常与精神因素有关，每因情绪激动而发作。β-肾上腺素受体反应亢进综合征也与自主神经功能紊乱有关。患者主要表现为心慌、胸闷、头晕、心动过速等，与刺激交感神经β受体所致的症状相似。精神刺激常为发病诱因。

五、心律失常患者应该做哪些检查？

答：普通体表心电图是诊断心律失常最常用的方法，但心律失常多为阵发性发作，短暂的普通心电图常难以捕捉到。通常，对于有心脏不适症状，但心电图检查正常的患者，可进行 24 小时动态心电图（Holter）检查，有时还需重复检测，以提高心律失常的检出率。目前，国内部分医院还开设了电话心电图监测，通过遥控心电图装置来记录患者日常的心电图变化。有时，还需要进一步检查超声心动图，以了解心脏的结构和功能。必要时可行食管心房调搏检查、心内电生理检查，甚至在体内埋置心电循环记录仪（植入式 Holter）。

六、有心律失常是否就等于患有心脏病？都需要服用药物吗？

心律失常表现为一种突发的规律或不规律的心慌、胸痛、眩晕、心前区不适、憋闷、气短和晕厥，甚至神志不清。部分患者也可无任何不适症状，仅在心电图检查时被发现。上述症状往往与其他心脏病的症状相似，从而让患者觉得自己患上了心脏病。但实际上，心脏病会导致心律失常，但心律失常并不都是由心脏病所引起的。除高血压、心肌病、心力衰竭、心肌纤维化、窦房结功能减退等器质性因素以外，一些非器质性因素，如情绪变化、感染、贫血、电解质紊乱等，也可导致心律失常的发生。

因此，对于心律失常患者而言，首先应仔细寻找导致心律失常的病因和诱因，切忌轻率应用抗心律失常药物。心律失常是否需要治疗、该怎么治疗，应由心血管专科医生来决定。医生一般会综合病史、症状、体格检查和辅助检查（如 Holter、超声心动图）等，根据患者有无器质性心脏病、心律失常是否影响到心脏的泵血功能及其发展为严重心律失常的可能性等情况，来制订治疗策略。

不同类型的心律失常，其治疗方法各不相同。由于许多抗心律失常药本身具有潜在的致心律失常风险，故使用时应慎重。一般来说，无器质性心脏病基础、不影响心功能且存在明确不良刺激因素的心律失常，常被视为功能性。此类患者若无明显不适症状，则不主张给予抗心律失常药物治疗。即使有不适症状，也主张先消除不良刺激因素、解除顾虑、稳定情绪、注意观察，必要时再给予短期药物治疗。而对于有器质性心脏病基础，伴或不伴心脏泵血功能异常的心律失常，则大多为病理性，应高度警惕，并应及时、规律用药。抗心律失常药的安全性问题一直受到患者的关注。虽然从理论上说，抗心律失常药确实存在导致原有心律失常恶化或诱发新的心律失常的潜在风险，但患者绝不能因噎废食。一般来说，只要在医生指导下合理应用，就能最大限度地降低不良反应的发生率。

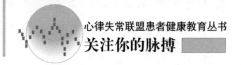
有些快速型心律失常（如房性心动过速、阵发性室上性心动过速、室性心动过速、房颤、房扑）可以通过射频消融术进行根治；而对于严重的缓慢型心律失常（如病窦综合征、房室传导阻滞等），则可植入心脏起搏器；有猝死风险的室性心律失常患者则需通过安装可植入式心脏转复除颤器（ICD）进行治疗。

七、心律失常应当如何预防保健？

完全预防心律失常发生有时非常困难，但可以采取适当措施，降低发生率。

 预防诱发因素

一旦确诊后，患者往往高度紧张、焦虑、忧郁，过度关注病情，频繁求医，迫切要求用药控制心律失常，而容易忽略病因、诱因的防治，常造成喧宾夺主、本末倒置。常见诱因包括：吸烟、酗酒、过度劳累、紧张、激动、暴饮暴食、消化不良、感冒、发热、摄入盐过多、血钾低、血镁低等。患者可结合以往发病的实际情况，总结经验，避免可能的诱因，这比单纯用药更简便、安全、有效。

（1）稳定情绪：保持平和、稳定的情绪，精神放松，不过度紧张。精神因素中，紧张的情绪尤其易诱发心律失常。所以患者要以平和的心态去对待事物，避免过喜、过悲、过怒，不计较小事，遇事能自我宽慰，不看紧张、刺激的电视节目（如球赛）等。

（2）生活规律：养成按时作息的习惯，保证充足的睡眠。因为失眠可诱发心律失常。运动要适量，量力而行，不应勉强运动或运动过量，不做剧烈及竞技性活动，适当参加体育锻炼，如散步、打太极拳、做体操、练气功等。洗澡水不要太热，洗澡时间不宜过长。养成按时排便的习惯，保持排便通畅。饮食要定时、定量。节制性生活，不饮浓茶、不吸烟。避免着凉，预防感冒。不从事紧张工作，不从事驾驶员工作。

自我监测

在心律失常不易被检测时，患者自己最能发现问题。有些心律失常常有先兆症状，若能及时发现并及时采取措施，则可减少甚至避免再发心律失常。房颤患者往往有先兆征象或称前驱症状，如心慌，触诊脉搏有"缺脉"增多，此时及早休息并口服地西泮（安定片）可防患于未然。

有些患者对自己的心律失常治疗摸索出一套自行控制的方法，当发生时用以往的经验能控制心律失常。如阵发性室上性心动过速患者在症状发作后立即刺激咽部致恶心、呕吐，或深呼吸，或压迫眼球可达到刺激迷走神经、减慢心率的目的，也能马上转复。

合理用药

心律失常的治疗强调用药个体化。医生不能根据其他患者的建议而擅自换药、改量，这样做是很危险的。患者必须按医生的要求服药，并注意观察用药后的反应。有些抗心律失常药有时可导致心律失常，所以应尽量少用药，做到合理配伍。

定期检查身体

定期复查心电图，检测电解质、肝功能、甲状腺功能等，因为抗心律失常药可影响电解质及脏器功能。用药后应定期复诊、观察用药效果和调整用药剂量。

（郭继鸿　王立群）

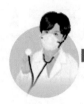

第二章

心律失常患者的表现

　　心律失常患者最常见的表现是心悸，也就是老百姓说的心慌，其他表现还有胸闷、气短、头晕、黑矇（眼前发黑看不清）、晕厥（短暂的神志不清并跌倒），甚至猝死。有些心律失常患者也可以没有不适的感觉。

第一节　心　悸

　　心悸是一种自觉心脏跳动的不适感或心慌感。当心率加快时感到心脏跳动不适，心率减慢时则感到心脏搏动有力。心悸时，心率可快、可慢，可有心脏节律异常。心跳次数和节律均正常者也可发生心悸。

一、心悸的原因有哪些？

心律失常

　　心律失常即心跳过快、过慢、过早或心跳不规则，均可出现心悸。

　　（1）心跳过快：即心动过速，是指每分钟心跳次数高于 100 次，可由心脏传导系统（如窦房结、心房、房室交界区、心室）异常引起，分别称为窦性心动过速、室上性心动过速和室性心动过速。发生上述心动过速时患者均可感到心悸。

（2）心跳过慢：即心动过缓，是指每分钟心跳次数低于60次，可由心脏传导系统发生阻滞引起，如高度房室传导阻滞（二、三度房室传导阻滞），或由窦房结本身病变引起，如窦性心动过缓或病窦综合征。由于心率缓慢，心脏充盈期延长，心室充盈量增加，心搏强而有力，引起心悸。

（3）心跳过早：即早搏，是指在正常心脏搏动之前发生的提前搏动，又称期前收缩，其后常有一个代偿间歇。这种心脏的提前搏动可起源于心房或心室，分别称为房性早搏和室性早搏。当有早搏发生时，患者可感到心悸。

（4）心跳不规则：当房扑、房颤等心律失常发作时，患者常可自觉心跳不规则，脉搏忽快忽慢。由于心脏跳动不规则或有一段间歇，使患者感到心悸，甚至有停跳感觉。

心脏搏动增强

心脏搏动增强引起的心悸，可以是机体正常的生理反应，也可由疾病所引起。机体正常生理反应见于：①健康人在剧烈运动或精神过度紧张时；②饮酒、喝浓茶或咖啡后；③应用某些药物，如肾上腺素、麻黄碱、咖啡因、阿托品、甲状腺片等。与疾病相关的心悸见于下列情况：（1）心室肥大：各种疾病引起心室肥大，心肌收缩力增强，或回心血量增多，心脏做功增多，均可引起心悸。如高血压性心脏病、主动脉瓣关闭不全、二尖瓣关闭不全等引起的左心室肥大、心脏收缩力增强；一些先天性心脏病造成血液回流量增多，增加心脏的负荷，导致心室肥大；脚气性心脏病，因维生素缺乏，周围小动脉扩张，阻力降低，回心血流增多，心脏工作量增加，也可出现心悸。（2）其他引起心脏搏动增强的疾病：①甲状腺功能亢进症，是由于基础代谢率与交感神经兴奋性增高，导致心率加快。②贫血，以急性失血时心悸最为明显。贫血时血液携氧量减少，器官及组织缺氧，机体为保证氧

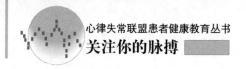
的供应，通过增加心率，提高心排出量来代偿，心率加快导致心悸。③发热，此为基础代谢率增高、心率加快、心排血量增加所致，也可引起心悸。④低血糖症、嗜铬细胞瘤（可引起继发性高血压）等引起的肾上腺素释放增多，心率加快，也可出现心悸。

 心脏神经症

　　心脏神经症由自主神经功能紊乱所引起，心脏本身并无病变，多见于年轻女性。患者除心悸外，尚常有心率加快、心前区或心尖部隐痛，以及疲乏、失眠、头晕、头痛、耳鸣、记忆力减退等神经衰弱表现，且在焦虑、情绪激动等情况下更易发生。β-肾上腺素受体反应亢进综合征也与自主神经功能紊乱有关，易在紧张时发生，其表现除心悸、心动过速、胸闷、头晕外，尚可有心电图的一些改变，如窦性心动过速等心电图轻度异常，易与心脏器质性病变相混淆。

二、心悸究竟是怎么发生的？

　　心悸的发生机制尚不完全明确，一般认为心脏活动过度是心悸发生的基础，常与心率及心搏出量改变有关。在心动过速时，心脏舒张时间缩短、心室充盈不足，当心室收缩时心室肌与心瓣膜的紧张度突然增加，可引起心搏增强而感心悸。心律失常如过早搏动，表现为在一个较长的代偿间歇（早搏后的心室舒张时间）之后的心室收缩，往往强而有力，患者会出现心悸。心悸出现与心律失常出现及存在时间长短有关，如突然发生的阵发性心动过速，心悸往往较为明显；而慢性心律失常（如房颤）患者可因逐渐适应而无明显心悸。心悸的发生常与精神因素及注意力有关，焦虑、紧张及注意力集中时易于出现。心悸可见于心脏病患者，但与心脏病不能完全等同，心悸不一定代表有心脏病，反之心脏病患者也可不发生心悸，如冠状动脉粥样硬化性心脏病（冠心病）一般无心悸发生。

三、心悸时还会伴随哪些表现？

 心前区疼痛

心前区疼痛可见于冠心病（如心绞痛、心肌梗死）、心肌炎、心包炎，也可见于心脏神经症等。

 发热

发热可见于急性传染病、风湿热、心肌炎、心包炎、感染性心内膜炎等。

 晕厥或抽搐

晕厥或抽搐见于非常缓慢的心律失常（如高度房室传导阻滞、病窦综合征）或非常快速的心律失常（如阵发性室性心动过速、心室纤颤等）。

 贫血

贫血见于各种原因引起的急性失血，此时患者常有虚汗、脉搏微弱、血压下降或休克。慢性贫血者，心悸多在劳累后较明显。

 呼吸困难

呼吸困难见于急性心肌梗死、心肌炎、心包炎、心力衰竭、重症贫血等。

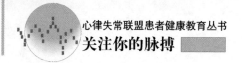

消瘦及出汗

消瘦及出汗见于甲状腺功能亢进症。

四、如何寻找心悸的原因？

寻找心悸的原因首先要确定患者的心悸症状是否由心律失常所引起，若证实由心律失常所引起，要进一步确定心律失常类型，以指导治疗。此外还需要评价患者是否有器质性心脏病、神经系统疾病、内分泌系统疾病、贫血等。

血液检查

血液检查包括血常规、血电解质（钠、钾、钙、镁）、甲状腺激素水平、血药浓度（如地高辛）等。血常规可发现贫血；甲状腺激素水平升高可引发心动过速，甚至房颤；血钾、血镁低可以导致早搏、房性心律失常和室性心律失常的发生；地高辛中毒则可导致严重的心动过缓和室性心动过速，地高辛中毒还可因低钾、低镁血症而加重。

静息心电图

静息心电图是确诊心律失常最直接、最安全且很经济的方法。但如果描记心电图时患者无心律失常发作，心电图则可完全正常。行心电图检查前患者应避免剧烈运动，放松心情；检查过程中不要讲话、咳嗽、进行肢体活动，避免产生过多伪波。

动态心电图监测（Holter）

如果患者心悸发作时间短，来不及描记心电图，但发作比较频繁，可做 24 小时甚至 48 小时动态心电图监测来确定心悸是否与心律失常发作相关。动态心电图会连续记录下患者 24 小时内的所有心电信号，通过计算机分析，发现问题，得出诊断。患者做此检查时需将一个"小盒子"背在身上，尽量按平时正常活动量进行活动，但要避免剧烈运动导致电极片脱落。患者需记录好日志，包括活动类型和时间，心悸发作和终止的准确时间，以便医生分析心电图变化与患者活动及心悸之间有无关系。

 平板运动试验

有一些患者，心悸仅在劳累时发作，运动平板试验可以用于检测此类患者心悸是否与心律失常相关。平板运动试验时，患者在跑步机上运动，随着运动量的增加，连续记录患者运动过程中的心电图。此外，平板运动试验还可同时筛选出心肌缺血患者。

 超声心动图

超声心动图检查即心脏超声，是一项对患者无损伤的心内科常规检查。此项检查可以了解心脏的结构和功能，可以发现心脏瓣膜病，如二尖瓣脱垂、二尖瓣狭窄、主动脉狭窄等（这些瓣膜病可引起心律失常和心悸）。患者做此检查时需配合超声科医生采取适当的体位。

小 结

总之，心悸可以发生于完全正常的心脏，也可因心律失常引起。心律失常可单独出现，也可以继发于心肌病、瓣膜病或冠心病。许多患者通过放松心情、戒烟、戒酒和减少咖啡饮用即可使心悸症状缓解。但有时我们需要进一步通过血液检查、心电图、心脏超声、动态心电图、平板运动试验等明确心悸的病因。最终，一部分患者可能需在医生指导下进行药物治疗或接受手术治疗。

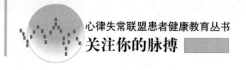
第二节 晕 厥

晕厥是由于一时性广泛性脑供血不足所致的短暂意识丧失状态，发作时患者因肌张力消失，不能保持正常姿势而倒地。一般表现为突然发作，迅速恢复，很少有后遗症。严重的心律失常可以引起晕厥。

一、晕厥究竟是怎么发生的？

晕厥发生的根本原因是大脑缺血，人脑仅占全身重量的 2%，而它对血液的需求却占全身血量的 18%。当供应脑部的血液中断持续6 秒以上的时间，脑细胞的功能就会发生严重障碍，患者就会出现意识丧失，表现为面色苍白、出冷汗、欲吐欲便、脉微欲绝、神情淡漠或烦躁，甚至突然昏倒、意识丧失、不省人事，多有突然倒地。

二、晕厥发生前后都有哪些表现？

少数患者晕厥前有先兆症状，但更多的是意识突然丧失，无先兆症状。通常随着晕厥的恢复，行为和定向力（对时间、地点、人物以及自身状态的认识能力）也立即恢复，有时可出现短暂失忆，多见于老年患者。有时晕厥恢复后，患者可有明显乏力。典型的晕厥发作是短暂的，血管迷走神经性晕厥患者意识完全丧失的时间一般不超过 20 秒，个别患者晕厥发作时间较长，可达数分钟。晕厥发作几乎总是出现于直立位置，通常患者有一种难受的感觉预示即将发生昏倒，如地板或周围物体出现摇晃的感觉，眼前暗点、视物模糊，耳鸣，伴或不伴恶心、呕吐、面色苍白、大量冷汗等。一些缓慢发生的病例中允许患者有时间保护不致受伤，另一些患者则突发无先兆，容易摔倒导致外伤。晕厥不同于其他神经系统症状，如昏迷、眩晕、跌倒发作等。昏迷是指严重的意识障碍，意识持续中断或完全丧失。眩晕主要是感到自身或周围事物旋转。跌倒发作是突然发生的下肢肌张力消失以致跌倒，能即刻起立并继续行走，多见于椎基底动脉一过性缺血。

三、晕厥有什么危险性？

　　研究显示晕厥的发生增加了患者死亡、心肌梗死和脑卒中风险。更有研究显示心源性晕厥患者的 1 年死亡率为 18％～33％，而非心源性晕厥为 0～12％，不明原因的晕厥为 6％。器质性心脏病是预测死亡危险的最重要的指标。

四、晕厥分为几类？

　　晕厥是一种症状而不是一种疾病，心律失常不是晕厥的唯一原因。在确定患者发生晕厥后，寻找晕厥的发病原因对治疗和预后的判断至关重要。因此按照病因分类比较合理，主要分为两种：心源性晕厥和非心源性晕厥。心源性晕厥包括器质性心脏病和心律失常性，非心源性晕厥包括神经系统介导的反射性晕厥、体位性低血压、血管盗血综合征等。

五、哪些患者更要警惕晕厥的危险性？

　　主动脉瓣狭窄的晕厥患者如果不进行瓣膜置换，平均生存期仅为 2 年；年轻的肥厚型心肌病患者若伴有晕厥史和严重的呼吸困难，则猝死的危险性很大。致心律失常性右室心肌病的晕厥患者预后较差。心律失常性晕厥的预后与下列因素有关：年龄≥45 岁、充血性心力衰竭病史、室性心律失常病史和异常心电图。无危险因素的患者 1 年内心律失常或死亡的发生率为 4％～7％，有 3 个或更多危险因素的患者则逐步增加到 58％～80％。

六、如何确诊晕厥？

病史

　　通过病史询问和体检可确诊约 45％的晕厥患者。有晕厥或猝死家

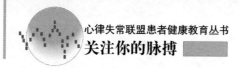
族史的晕厥患者应注意长 QT 综合征、肥厚型心肌病或预激综合征的可能。对于老年晕厥患者应特别注意其服药史，尤其是更换药物和服用新药物时。

诱发因素

疲劳、紧张或用力常诱发心源性晕厥，但训练良好且没有心脏病的运动员活动后晕厥应注意血管迷走性晕厥的可能。

前驱症状与体位

心源性晕厥常无明显前驱症状。有些患者晕厥之前有心慌、胸闷或胸痛等。

持续时间

发作短暂，无征兆而有心脏病基础的患者首先考虑心律失常。

伴随症状

心源性晕厥患者常伴心血管体征，如心律失常、血压下降、发绀、呼吸困难等，亦可出现短暂的肢体抽搐。

发作后恢复情况

心源性晕厥患者常有胸闷、呼吸急促、乏力；严重者可出现呼吸困难、心绞痛；极严重者可猝死。

体格检查

对晕厥患者应立即测量脉搏、心率、血压，同时注意有无面色苍白、呼吸困难、周围静脉曲张。

 辅助检查和特殊检查

一般对所有晕厥患者都建议进行心电图检查。疑为心源性晕厥而常规心电图不能发现异常者应行心电监测和超声心动图检查，以了解心脏情况。若怀疑存在心律失常而心电监测无阳性发现，可采用电生理检查。电生理检查约有 2/3 患者会出现室性心动过速、束支传导阻滞、房扑、病窦综合征等。这种方法对缺血性心脏病和既往心梗（心肌梗死）患者有特别的价值。

七、什么是心源性晕厥？

心源性晕厥是由于心输出量突然降低引起脑缺血而诱发的晕厥。严重者在晕厥发作时可导致猝死，是最严重的类型。是否存在器质性心脏疾病是影响晕厥患者预后最关键的因素。存在器质性心脏病或左室功能不全的患者若出现晕厥，应高度警惕猝死的危险。根据国外的研究报道，心源性晕厥患者 1 年死亡率（18%～33%）要明显高于非心源性晕厥患者（0～12%）或原因不明的晕厥患者（6%）。但这种差异主要是由心脏疾病而非晕厥的类型决定的。多数心源性晕厥与体位无关，少有前驱症状，发作时可伴有发绀、呼吸困难、心律失常、心音微弱和相应的心电图异常。引起心源性晕厥的心脏病可分为心律失常、心排血受阻和心肌本身病变三类。

（一）心律失常

心律失常是心源性晕厥中最常见的原因。心脏起搏或传导障碍达到一定严重程度时，心动过缓（心率小于 30～35 次/分，甚至停搏）

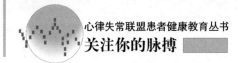

或心动过速（心率大于 150～180 次/分）而无效收缩增加均可使心搏出量降低而导致晕厥发作。直立体位、脑血管病、贫血、冠心病、心肌病、心瓣膜病均可降低机体对心率变化的耐受性。

心源性晕厥发作前驱期不明显或短暂无力。发作一般与体位无关，但心房黏液瘤等疾病所致晕厥可由体位变化引起，而卧位发作更支持心源性晕厥。临床表现视脑缺血程度而定，轻者出现头晕、眼黑（脑缺血 4 秒），重者发生晕厥（脑缺血 5～10 秒）或抽搐（脑缺血 15 秒）。晕厥发作时有面色苍白或灰暗，呼吸常有鼾声，心搏停止 20～30 秒可出现叹息样呼吸。当心脏恢复搏动，脉搏可触及时，脸色突然转红。

缓慢型心律失常

引起晕厥的缓慢型心律失常主要包括心动过缓，伴有或不伴有快速型心律失常的病窦综合征和高度房室传导阻滞。虽然在所有年龄都可以发生缓慢型心律失常，但老年人发生最多，传导系统的缺血或纤维化是常见的原因。洋地黄、β 受体阻滞剂和其他心血管药物也可以引起缓慢型心律失常。

心搏停止或足以产生晕厥的心动过缓可由窦房结自律性或传导性疾患引起，也可由心脏传导系统抑制药物如奎尼丁、普萘洛尔（心得安）等引起，亦可因麻醉诱导、手术、纵隔疾病、胸膜和腹膜受刺激时反射性引起。病窦综合征是由于冠心病、心肌病、心肌炎等原因引起窦房结病变导致功能减退，产生多种心律失常的综合表现，患者易发生晕厥。约半数病窦综合征患者表现为窦性心动过缓与房性快速型心律失常（如房性心动过速、房扑、房颤等）交替发作（心动过缓-心动过速综合征），并因停搏发生晕厥，心率小于 40 次/分者晕厥可反复发作。这一疾病最常在动态心电图监测中被发现。极少数有晕厥和怀疑窦房结功能障碍的患者通过动态心电图尚不能确诊，电生理检查可能有助于发现异常改变。

房室传导阻滞是引起晕厥最常见的一种心律失常。重度房室传导阻滞，由于心率明显下降，产生脑缺血而诱发晕厥。严重心律失常引发的晕厥和抽搐称为阿-斯综合征。阿-斯综合征发作前，患者常有短暂无力的感觉，随后意识突然丧失。心搏停止超过数秒后出现面色苍白、意识丧失，可伴有少量阵挛性抽搐。随心搏停止时间的延长，患者肤色由灰白变为发绀，出现鼾性呼吸，瞳孔固定，大、小便失禁。其恢复常是迅速且完全的。一些患者由于脑缺血可出现较长时间的精神错乱和神经系统症状，并偶可发生持续的智能受损。该型晕厥在一天中可发作数次，甚至在睡眠中也可发作。通常短暂，且稍后行心电图检查可能未发现任何心律失常。在某些病例中，室性心动过速和心室纤颤可发生于心脏停搏一段时间后，并引起猝死。

快速型心律失常

在快速型心律失常中，心率、血容量、体位、有无器质性心脏病和外周血管是否正常是决定患者是否发生晕厥的因素。阵发性心动过速由于引起心输出量的突然下降可导致晕厥前状态或晕厥。其中，阵发性室性心动过速引发晕厥很常见，可占所有晕厥病例的 11%，特别是存在器质性心脏病基础的患者。心功能不全和缺血性心脏病患者尤其易合并室性心动过速。其他类型心脏病（如肥厚型心肌病、扩张型心肌病，右室发育异常、长 QT 综合征、药物中毒）患者也常伴有阵发性室速和晕厥。典型的情况是晕厥迅速发生伴意识突然丧失而无前驱症状。患者多半不感觉心慌，发作后的恢复通常迅速而完全，不留神经系统和心脏的后遗症。室上性心动过速引起晕厥相对少见，一部分患者合并器质性心脏病。这些心动过速最常由于阵发房扑、房颤以及影响房室结或房室传导系统旁路的附加通道折返所致。房颤合并 WPW 综合征（预激综合征伴心动过速）可引起极快的心室率而诱发晕厥。

长 QT 综合征

长 QT 综合征可引起尖端扭转型室性心动过速而使患者发生晕厥。

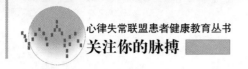
该病多为先天性，初次发作多在2～6岁，至青春期明显，之后随年龄增长而发作渐减。本综合征也可继发于低血钾、低血镁、服用药物，亦可见于弥漫性心肌病变和心肌缺血等。

根据引起晕厥的心律失常原因的不同，可选择的治疗措施有：服用抗心律失常药物，植入心脏起搏器，植入心脏复律除颤器，经导管消融等。

（二）其他原因的心源性晕厥

除心律失常可以导致晕厥外，其他心脏病也可以导致晕厥。如心脏瓣膜病、梗阻性肥厚型心肌病、左房黏液瘤、肺栓塞、先天性心脏病等。

总之，晕厥是一种突发性、一过性脑血流灌注不足引起脑缺血、缺氧而导致的可逆性意识丧失综合征，患者一般可瞬时间苏醒。但有时意味着严重疾病，需要急诊就医，平时需要严加防范，防止摔倒致外伤。

第三节　猝　死

猝死是指自然发生、出乎意料的突然死亡，多指在急性症状出现后1小时内发生死亡。许多疾病，如心脏病、脑血管疾病、肺栓塞、急性胰腺炎等都可引起猝死，不过其中大多数都是由心脏的原因导致的，我们称之为心脏性猝死。而绝大多数的心脏性猝死发生时患者可出现恶性心律失常。患者在猝死发生前可有前驱症状，但猝死的发生具有无法预测的特点。发生心脏骤停的患者能被成功复苏的机会很小，仅有发生在医院内或有幸经过初步抢救治疗并及时送至急诊室的心脏骤停患者才有机会得到有效治疗而幸存。因此，心脏性猝死具有突发、迅速、不可预料和病死率高的特点，是直接危及生命的一大杀手。

一、心脏性猝死的病因有哪些？

　　绝大多数心脏性猝死发生在有器质性心脏病的患者中，其中约80%患有冠心病。超过40岁的男性中，这一比率则高达90%。心脏性猝死的第二大病因是心肌病，占5%～15%，是人群冠心病高发年龄段之前心脏性猝死的主要原因，如梗阻性肥厚型心肌病、致心律失常性右室心肌病等。一些遗传性疾病也是猝死的原因，另外还有电解质紊乱、药物尤其是抗心律失常药物的致心律失常作用等也可导致心脏性猝死。

二、每年有多少人发生心脏性猝死？

　　西方国家心脏性猝死的发生率为每年0.1%～0.2%，就是说每年每1000人中就会有1～2人发生心脏性猝死。美国死亡原因回顾性分析资料表明，每年有30万～35万例心脏性猝死事件，欧洲国家的心脏性猝死发生率与美国相似。我国冠心病发生率低于美国和一些欧洲国家，但由于人口总数大得多，因此绝对数字不小。据统计，我国心脏性猝死的发生率为每年41.84/10万，以13亿人口推算，我国每年心脏性猝死的人数达54.4万，每分钟就有1人发生心脏性猝死。并且随着工业化程度的提高、冠心病发生率的增加，我国心脏性猝死的发生率将有增加的趋势。

三、恶性心律失常与心脏性猝死有着怎样的关系？

　　恶性室性心律失常指致命性心律失常，主要包括：心室率超过230次/分的室性心动过速；室扑（心室扑动）或室颤；室性心动过速伴有低血压、休克、心力衰竭等；器质性心脏病合并的持续性室性心动过速等。75%～80%的心脏性猝死是由于恶性室性心律失常引起的，如室性心动过速和室颤，其中少部分（约为20%）是由于缓慢型心律失常引起的。与心脏性猝死有关的缓慢型心律失常既可以是由器质性心脏损害引起的，也可由一过性因素引起，如严重的高钾血症等。

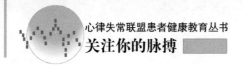
四、哪些人要警惕心脏性猝死?

心脏骤停幸存者

　　既往有过心脏骤停复苏史的患者被认为是心脏性猝死的高危患者。在这些患者中,约有一半患者会在首次心脏骤停事件后 1 年内再次发生猝死。一旦再次发生在医院外,生存率将不足 15%。

冠心病患者

　　对心脏性猝死患者进行尸检发现,80% 患者冠状动脉存在病变,其中多数患者合并有陈旧性心肌梗死,心肌梗死后心功能不全、频发性和复杂性室性早搏是心脏性猝死的主要危险因素。约 1/5 缺血性心肌病患者的首发表现即为猝死。

心力衰竭患者

　　心力衰竭患者的猝死率是正常人群的 6～9 倍,且猝死的年发生率随心力衰竭发生率的升高而升高。有资料显示,诊断为症状性心力衰竭后的 2.5 年内,患者病死率为 20%～25%,其中约 50% 是心脏性猝死。尽管在对心力衰竭的认识、药物治疗及器械治疗方面都取得了重大进展,但直到今天心力衰竭患者猝死的发生率仍无明显降低。特别是患有器质性心脏病的老年人,心脏功能的调节能力较差,容易出现急性心力衰竭。当心脏机械功能恶化时,可出现心肌电活动紊乱,临床上表现为各种各样的恶性室性心律失常而直接导致猝死的发生。

婴儿和老年人

出生后的前 6 个月，由于"婴儿猝死综合征"的缘故，婴儿突然死亡发生率陡然增加。以后随着年龄的增长，高血压、糖尿病、血脂异常、心律失常、冠心病的发生率增加，这些危险因素的积累促进了心脏性猝死发生率的增加，在 45 岁到 75 岁之间逐渐形成第二次高峰，心脏性猝死占中老年所有猝死的 80%～90%。

高血压合并心肌肥厚和肥厚型心肌病患者

约有 2/3 的老年人患有高血压，高血压是冠心病的危险因素，但高血压导致心脏性猝死的主要机制是心肌肥厚。在我国，高血压的知晓率、治疗率和控制率均较低，因此心、脑、肾受损发生率较高，特别是心脏。有研究显示，心脏性猝死的危险性随心脏大小的增加而增加，如过去有心肌梗死病史，则猝死危险性更大。肥厚型心肌病是 35 岁以下的运动员最常见的猝死原因。

过去有室性心动过速发作的患者

室性快速心律失常［室性心动过速和（或）室颤］幸存的患者即使是应用了抗心律失常药物治疗，室性心动过速复发的危险依旧很高，而伴随复发的是约 30% 的病死率。

二尖瓣脱垂和老年退行性二尖瓣狭窄患者

二尖瓣脱垂是导致年轻人发生致命性心律失常而猝死的重要原因之一，可能机制是瓣膜过大和摆动过度，使乳头肌受牵拉，心室肌收缩、舒张不同步和心内膜受摩擦等，造成心室应激性增高，诱发致命

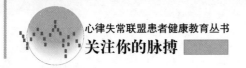
性心律失常。老年退行性二尖瓣狭窄也是引起老年人心力衰竭、心律失常和猝死的主要原因之一。

参加剧烈运动的心脏病患者

剧烈的运动对已知心脏病患者，特别是对未经锻炼者是有害的，成人 11％～17％的心脏骤停发生在剧烈运动过程中或运动后即刻。

酗酒和嗜烟者

过度饮酒尤其是醉酒可增加心脏性猝死发生的危险性，在酗酒者中常发现心电图 QT 间期延长，这种现象易诱发室性心动过速和室颤。业已表明，吸烟是心脏性猝死的触发因素之一，每天吸烟 20 支与不吸烟者的每年心脏性猝死发生率分别为 31/1 000 和 13/1 000。这是因为吸烟可加快心率、升高血压、诱发冠状动脉痉挛、增加血小板黏附、降低室颤阈值等。

家族性心脏病患者

多年来，不少研究者认为家族史在心脏性猝死的发生过程中扮演重要角色。已知某些遗传性疾病易导致心脏性猝死，如长 QT 综合征、Brugada 综合征等。

精神压力过大者

精神刺激或紧张，情绪激动或压抑，生活方式的突然改变或负担过重等均可影响心血管中枢，使交感神经兴奋，心肌兴奋性提高而诱发心血管事件，甚至发生猝死。

长期服用药物者

药物所致心脏性猝死往往与滥用药物、不恰当联合用药、超剂量用药、对某些药物的心脏毒性认识不足等主观因素以及药品质量等有关。

五、心脏性猝死发生过程中都有哪些表现？

心脏性猝死发生时，患者多表现为突然意识丧失、全身抽搐、呼吸呈喘息状甚至停止、瞳孔散大等。病程大致可分为四个时期，即前驱期、发病期、心脏骤停与生物学死亡等。不同患者各期表现有明显差异，了解这些表现对及时识别和实施抢救极为重要。

前驱期

在猝死前数天或数月，许多患者可出现胸痛、气急、心慌、疲乏无力等非特异性前驱症状。这些症状并非心脏性猝死所特有，但能否捕捉到这些"先兆"并提高警惕，往往是救命的关键。不过有些患者亦可无前驱表现，瞬即发生心脏骤停。

发病期

从心血管状态出现急剧变化到心脏骤停发生前的一段时间，往往不超过 1 小时。由于猝死原因不同，发病期的临床表现也各异。典型的表现包括：严重胸痛、急性呼吸困难、突发心慌或头晕目眩等。若心脏骤停瞬间发生，事先无预兆，则绝大部分是心源性，并有冠状动脉病变。在猝死前数小时或数分钟内常有心电活动的改变，其中以心率加快和室性期前收缩的恶化升级最为常见，如在室颤发生前常先有一阵持续的或非持续的室性心动过速。另有少部分患者以循环衰竭发

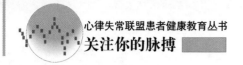
病，其发病期相对较长。

心脏骤停

心脏骤停后脑血流量急剧减少，可导致意识突然丧失，伴全身性抽搐，若不立即抢救，患者一般在数分钟内即进入死亡期。全身性抽搐多发生于心脏骤停后 10 秒内。心脏骤停刚发生时，脑中尚存少量含氧的血液，可短暂刺激呼吸中枢，患者出现呼吸断续呈叹息样，随后呼吸停止，多发生在心脏停搏后 20～30 秒内。瞳孔散大多在心脏停搏后 30～60 秒出现。由于尿道括约肌和肛门括约肌松弛，患者亦可出现大、小便失禁。

生物学死亡

从心脏骤停至发生生物学死亡时间的长短取决于原发病的性质，以及心脏骤停至复苏开始的时间。心脏骤停发生后，如在 4～6 分钟内未予心肺复苏，即开始发生不可逆脑损害，随后进入生物学死亡。

六、猝死抢救成功的决定因素有哪些？

随着心肺复苏技术的提高，目前院内心脏骤停的急救成功率相对较高，而院外复苏成功率则极低，即便在西方发达国家也仅有 1％～5％。心脏骤停抢救能否成功取决于：①复苏开始的早晚，目击者立即施行心肺复苏术和尽早除颤是避免生物学死亡的关键。②心脏骤停发生的场所，如心脏骤停发生在可立即进行心肺复苏的场所，则复苏成功率较高。③心脏骤停时心电活动失常的类型，室性心动过速的预后最好，室颤次之，心室停搏和电机械分离（心电活动存在，但是没有心脏的机械收缩）的预后很差。④在心脏骤停前患者的临床情况，高龄是影响抢救能否成功的重要因素，若患者为急性心脏病变或暂时性代谢紊乱，则预后较好；若为慢性心脏病晚期或严重的心脏外情况，则院内复苏的成功率并不比院外发生的心脏骤停的复苏成功率高。

七、心脏性猝死能预测吗？

恶性心律失常及心脏性猝死的早期预测对于其防治十分重要。心脏性猝死的发生主要与心脏结构的变化、心电易损性增加及自主神经系统调节障碍有关。现阶段对心脏性猝死的近期预测难度很大。

八、如何预防心脏性猝死？

心脏性猝死的预防分为一级预防和二级预防。一级预防是针对未发生过心脏骤停的患者进行的预防，二级预防是针对已发生过心脏骤停的患者进行的预防。

1. 心脏病患者尤其是冠心病患者要做好一级预防　①及时就诊、正规治疗和定期体检。部分患者有猝死前驱症状，只要能够引起足够的重视，认真做到及早诊断、及早治疗，就有可能避免悲剧的发生。常规体检对于猝死高危人群的筛查很重要，尤其是常年患有心脏病的中老年人。②从饮食做起，做到少食多餐。清淡饮食，选择高蛋白且易消化的食物（如鱼、牛奶、大豆等），多食富含食物纤维的粗粮，多食新鲜蔬菜和瓜果，增加维生素的摄入，少吃油炸和腌制食品，保持体重，戒烟。③生活规律，规律的生活起居包括：按时起床、定时进餐、适量锻炼、按时睡眠、注意劳逸结合、保持良好的卫生习惯。④老年人要尽量避免独居，应随身携带急救药品，家里备好氧气袋，发病后立即吸氧，含化硝酸甘油等，并立即呼救。同时冬季要防寒保暖、谨防感冒，平时要保持排便通畅。⑤避免精神过度紧张，学会紧张中松弛情绪，自我调整。适量的体育锻炼可以改善心血管功能，使身体的血液循环和微循环得到改善。步行是最简单而安全的运动。

2. 心脏性猝死主要是由室颤引起的，大部分患者先出现室性心动过速，持续恶化便发展为室颤。埋藏式心律转复除颤器可以在心律失常发生 10～20 秒内释放电击除颤，在这段时间除颤成功率几乎为100％。这种装置可以对自发性室颤作出有效的反应，感知危及生命的

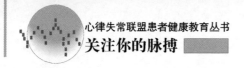
恶性室性心律失常，并进行有效的治疗防止心脏性猝死的发生。在过去十多年的应用中，埋藏式心律转复除颤器的发展已经对心脏性猝死的治疗产生了深远影响。心脏性猝死的一级和二级预防研究结果均已充分证明埋藏式心律转复除颤器能有效降低心脏性猝死高危患者的病死率。但受我国国情的影响，目前绝大多数患者还无法承受这项治疗所带来的较大经济负担。此外，埋藏式心律转复除颤器目前在应用中也存在一些不足，如放电带来极大痛苦而严重影响患者生活质量、需要定期更换等。

3. 心力衰竭患者是心脏性猝死的高危患者，约30％的心力衰竭患者有室内传导阻滞，心脏收缩不同步，此时应考虑行心脏再同步治疗。心脏再同步治疗通过双心室起搏纠正心室间心跳的不同步、增加心室排空和充盈以及通过优化房室传导等方式改善心力衰竭患者的心功能，降低心肌耗氧量等，进而避免这些因素诱发和加重恶性室性心律失常，预防猝死的发生。双心室同步起搏联合埋藏式心律转复除颤器治疗可进一步降低心力衰竭患者的死亡率。

4. 规范用药，了解所用药物的药理作用、不良反应等。

在我国，由于尚未实施全民心肺复苏和简易除颤器使用的培训计划，埋藏式心律转复除颤器应用还处于起步阶段，医院外心脏性猝死的存活率极低。所以，我们对心脏性猝死要时刻保持警惕，首先以一级预防为主，积极预防和治疗心血管疾病，同时还要掌握一些基本的心脏性猝死急救知识。有条件的患者应适时安装埋藏式心律转复除颤器和行心脏再同步治疗，这样才能避免更多的悲剧发生。

（桑才华　马长生）

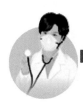

第三章

常见的心律失常

　　心律失常是指心脏冲动的频率、节律、起源部位、传导速度与激动次序的异常，主要是指心脏节律或心率改变超出了正常范围，是到医院就诊的常见情况。正常的心脏激动起源于心脏的窦房结，窦房结是心脏起搏的最高"司令部"。由"司令部"发出的"指令"按一定的顺序和时间依次下传到心房和心室，激发心脏相应的部位产生激动。心脏激动的起源、自律性、传导顺序或传导速度的任何一个环节发生异常，都可以引起心脏正常节律的改变，形成心律失常。

　　一个人从胎儿开始到生命的结束，每一时每一刻都有发生心律失常的可能。据报道，新生儿在出生后的 1 周内，心律失常的发生率占同期住院新生儿的 0.7%。其中，最常见的心律失常有室上速（室上性心动过速）、房扑、房颤、早搏、传导阻滞，这就说明心律失常不仅发生在成人，新生儿、婴幼儿也同样会发生。因此，孩子的爸爸和妈妈们应当了解这方面的知识。

　　由于老年人的心脏功能已经衰退，容易受到各种损害，尤其是心脏疾病的损害。因此，老年人心律失常的发生率非常高。据报道，老年人心律失常的发生率高达 44.48%。防治老年人心脏病及其他疾病的发生，对于减少心律失常的发生显得尤其重要。

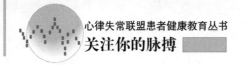
心律失常在中年人群中的发病率也非常高。有人曾对3 494例中年人的心电图进行分析发现：男性有790人有心律失常，女性有335人发生心律失常。平均年龄为47.5岁，心律失常的发生率为32.2％。据有关资料对各种心律失常发病率进行的比较表明，其中窦性心律不齐发病率最高，为25％～27％，窦性心动过速次之，为20％～22％，窦性心动过缓为13％～15％，室性早搏为14％～16％，房性早搏为5％～7％，房颤为11％～15％，房室传导阻滞为5％～7％，其他各种心律失常为5％～8％。在临床上各种心律失常可单独出现，也可同时出现，其表现形式较为复杂。

心律失常的表现和病情轻重不一，轻者可无任何不适，偶于查体时被发现，严重的可以危及生命。有些心律失常无关痛痒，正常人可以出现，仅仅是因为吸烟、饮酒或饮浓茶、咖啡所致，此时就要改掉这些习惯；有些是因为使用了某种药物而引起的，此时就应立即停药，从而消除这些因素造成的心律失常。还有些需要用药物治疗，有的则要安装起搏器或除颤器才能消除。当然，前提是了解心律失常的类型和患者本身的心脏有无问题，决定如何处理。

第一节　窦性心律及窦性心律异常

一、什么是窦性心律？

"窦性"是一个唬人的词汇。好多人一见不认识的专业词汇就望而生畏，其实见多了就好了。在第一章中已经介绍了，其实"窦性心律"就是起源正常的心脏节律。

前面也可能提到过，心脏的跳动是通过电流来支配的。就像灯泡一样，一按开关，灯泡就亮了。心脏也一样，有个开关，按一下，心脏就跳一下。这个开关就叫"窦房结"。所有心跳，只要是由窦房结放出电流而引起的心跳，就叫"窦性"心律。

因此，到医院就医的朋友，若别人说你的心律是"窦性心律"，这是一件好事儿，千万别到处追着医生问，"我的心电图有毛病吧，怎么是'窦性心律'？""窦性心律"是好事儿，偷着乐去吧。

二、什么窦性心律不齐？

许多人，特别是年轻人，在体检检查心电图时，有时心电图会显示"窦性心律不齐"。

心跳本应该规律整齐，很多人一听说自己"心律不齐"，心里就不踏实，认为这不正常。即使自己没有什么不舒服，也要四处求医，找专家，想赶快治好"病"。但医生往往又说："不用治。"这些人心里又打鼓了，"是不是什么疑难杂症，治不好了"。

其实，"窦性心律不齐"不是说明心脏有疾病问题，而是说节奏不太稳定，就像唱歌一样，有点儿跑调，但谁都能听懂是哪首歌。

"窦性心律不齐"以儿童、青少年最常见，成年人也不少见。

有些人的心率随着呼吸出现快慢不一的情况。吸气时心率增快，呼气时心率变慢，憋住气以后，心律转为规整。这种情况多发生于儿童、青年及老年人，而中年人较少见。原因是在呼吸过程中，体内的神经系统有一定的变化，使窦房结发出电冲动的规律发生改变，心率快慢变化与呼吸一致了。

这种随呼吸变化的"窦性心律不齐"是完全正常的，不必担心，也不用治疗。

有"窦性心律不齐"的人，可观察一下自己心率的变化和呼吸之间有没有关系。没有症状的话，不需要治疗。

三、什么是窦性心率过缓？

前面我们说过，正常窦性心律的频率为 60～100 次/分。如果从窦房结发出来的电冲动低于 60 次/分，心跳次数也就少于 60 次/分，就可以说是窦性心动过缓了。

一般而言，我们在休息时，心跳会比较慢一点。而在运动时，或生气、激动时，心跳就会快一些。这是因为这些时候，我们身体需要更多的氧气和养分，心脏要跳快一点儿，若不然，身体的燃料就不够了，跑也跑不快，还会感到头晕眼花。

心脏跳动的快慢因人、因时而有所不同。要是无论何时何地，也无论在干什么的情况下，心跳的次数都一样，恭喜你，你已经变成机器人了。

相当一部分窦性心动过缓不是病，不需要治疗，比如运动员或者长期从事体育活动的人，心跳会慢一些。人入睡之后，心跳也慢。如果感觉不到胸闷、乏力、头晕等，一般都不需要治疗。

有的人发现自己心跳有些慢，或做完心电图，发现报告是"窦性心动过缓"，心里很紧张。其实有个简便的方法来判断一下，做 10 次仰卧起坐以后测量脉搏，或出去跑跑步。如果脉搏或心跳明显加快，可能就问题不太大。如果不管怎么活动，心跳或脉搏都上不去，就需进一步的检查了，找找原因。

如果窦房结功能减退，就可表现为非常严重的心率缓慢，表现为脑缺血或心脏缺血，如眼前发黑、晕倒、晕厥、心绞痛等，严重者可以猝死。

如果有类似的表现，可以做一个 24 小时动态心电图检查，一方面了解最低心率，另一方面观察症状是否和心率慢有关，如心率低于40 次/分且和不适症状关系密切时，在除外药物和其他疾病引起的心率慢的情况下，就可能需要安装起搏器。

对于窦性心动过缓，除窦房结功能减退可引起心率减慢之外，还要注意，很多原因可导致窦性心动过缓，如严重缺氧、血钾过高、甲状腺功能减退、一些脑部病变或过量应用了一些药物，如 β 受体阻滞剂（包括美托洛尔和比索洛尔等）、地高辛、地尔硫䓬和甲基多巴药物等。

急性下壁心肌梗死时，也会发生窦性心动过缓，需要紧急去医院处理。

四、什么是窦性心动过速？

正常心跳一般以每分钟 60～90 次为适宜。超过每分钟 100 次就是心动过速。"心动过速"不是病名，而是一个症状。引起心动过速的原因千差万别。

如果这种心动过速还是窦性的，也就是说，心动过速起源于窦房结，就叫窦性心动过速。若心动过速是从心脏其他部位启动的，就不是窦性心动过速。比如，从心室来的，就叫室性心动过速；从心房来的就叫房性心动过速。

窦性心动过速很常见，窦性心动过速是人的一种正常反应，比如在着急生气时，锻炼身体时，甚至吸烟、饮酒和喝咖啡时，都可以出现。其特点是逐渐发生、逐渐消失。

如果在剧烈活动时，心率不能提高到每分钟 100 次以上，心脏也可能是有问题的。

窦性心动过速时，成人的心跳每分钟在 100~150 次，幼儿每分钟可达 200 次。有些甲状腺功能亢进症患者或者严重急性高原病患者的心率则可能超过每分钟 150 次，甚至达到 180 次/分。

窦性心动过速的诊断一般并不困难，当发现心率或脉率加快，做个心电图检查就能知道了。

如果是由于情绪激动和运动等引起的窦性心动过速。一般无需特殊治疗，只要找到诱发因素，休息一下就会恢复。

某些疾病也可引起窦性心动过速，如发热、贫血、妊娠、甲状腺功能亢进、心力衰竭、休克以及自主神经功能紊乱等，此时就要针对病因治疗，在医生指导下选服药物。

第二节　早搏（期前收缩）

一、什么是早搏？

早搏就是心脏的早跳。早搏的学名叫期前收缩。从字面意思看，早搏就是过早的搏动，就是心脏过早地跳了一次。早跳一次后，心脏一般就会多偷懒一会儿，比正常情况下休息得长，出现一段间歇。

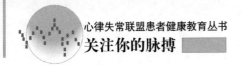

由于让心脏早跳的部位不同，可分为房性、交界性和室性早搏，室性早搏最常见。顾名思义，房性早搏就是心房放了一次电，让心脏跳了一次。交界性早搏是心房和心室交界的区域放电，而室性早搏是心室部位放电，让心脏过早地跳动。

室早偶尔发生的话，就叫偶发室早，发生的次数比较频繁，就叫频发室早。看看，多简单的医学术语，一说就能记住。

还有一些与早搏有关的术语让人迷惑，如二联律和三联律，这个也不难懂。说白了，就是早搏的发生有规律。若一个正常的心跳和一个早搏"搭伴"出现，一个正常的，后面跟着一个异常的，两个老是联在一起，就叫"二联律"。要是两个正常的，后面跟着一个异常的，三个联合在一起出现，就叫"三联律"。这样，我们听到"频发室早二联律"后，心里就清楚了，在这种状况下，早搏很多，一个正常的心跳，接着又是一个过早的跳动。

二、早搏有什么症状？

由于心脏早跳时，血管里的血还没有流回到心脏中，心脏收缩实际上并没有射出很多血，脉搏就可能较弱，很多时候根本就摸不到，表现为有间歇。如果碰巧是二联律，脉搏就正好是心跳次数的一半，这时摸到的脉搏很慢。

听心脏的跳动，心脏早跳这一下发出的动静要比正常心跳的大。就像水桶的水一样，桶中的水越多，晃起来声音越小；而水越少，声音越大。心脏早跳时，心脏中的血少，声音反而较强，而后出现的是较长的一段间歇。

心脏早搏时，人的感觉就是心慌（心悸），有些人觉得心脏一下子提到了嗓子眼，有的人觉得心脏停跳了一次，心里觉得忽悠忽悠的，很不舒服。

三、早搏等于心脏病吗？

心脏病患者可出现早搏，但出现早搏并不等于有心脏病。

健康人或心脏没有问题的人发生的早搏，叫做良性早搏。这种早搏多与精神紧张和疲劳有关，吸烟、喝咖啡、饮酒和喝茶也可诱发。很多人的早搏与一定的心理因素有关，如焦虑、恐惧和抑郁等。

自己发现有早搏，或经常心慌的人应当去医院看看。看病的主要目的就是要弄清楚早搏的原因。

还有很多人虽有早搏，但根本就没有感觉到，而是在体检时无意中发现。

不能根据有无症状，也不能根据症状轻重来判断早搏的问题严重与否。同样，早搏的数量、类型或频发程度也不能说明早搏可以造成危险。

医生在看病时，会做一些有关心脏的检查，如超声心动图，或抽血化验查找有无心肌受损的证据，或做一个24小时的心电图监测，看看有没有更加严重的心律失常。都查完后，如果没有发现问题，一般就问题不大。

还有一种情况，有些人有早搏，也有不舒服的表现，但早搏和症状并不直接相关。这一方面是自己心里害怕，另一方面是让医生"吓"的。

四、令人瞠目的结果

年轻人的早搏常被误诊为心肌炎，老年人发生的早搏则常被误诊为冠心病。仅有早搏，但其他证据证实心脏没有问题时，诊断心肌炎和冠心病的依据是不足的。

有些心脏病常有早搏的情况，比如心肌梗死和心力衰竭，有早搏的人发生意外的可能性大一些，但并没有证据表明，把早搏消灭就能减少意外。

国外曾有一个大名鼎鼎的研究发现了这个问题。那还是20世纪80年代中期左右，医生挑选了已患心肌梗死、心功能下降的患者，对于频发室早者（每分钟早搏≥5个），就邀请他们参加研究。但把这些人随机分为两组，就是通过一定的手段，保证两组人的心脏病都相似，

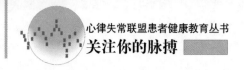
早搏的情况也差不多。两组人给的药是不同的，一组用"真"药，是能够治疗早搏的；另一组用的是"假"药，"假"药的外观和气味与"真"药一模一样。

那么，有人就要问了，想治疗早搏，谁愿意用"假"药呢？但这就是科学研究，有些想当然的事儿必须要经过研究的证实。在这个研究之前，人们观察到，心肌梗死之后，有早搏的人死亡的危险是增加的，很多人想当然地认为，用药治疗早搏，让早搏消失不就完了吗。曾有那么一段时间，心肌梗死患者常规应用药物治疗早搏，甚至没有早搏的人也用药来预防。一时间，治疗早搏的药物那叫一个火啊，几乎人人都用。

这个研究原本要做 3 年，没想到进行到一半的时候，研究的专家委员会就发现苗头不对，"真"药组死亡的人已明显高于假药组，因为心脏原因猝死的人也明显增加。研究被迫提前终止。

国外的研究规定，如果已经看到了问题，研究就不能再继续进行了，因为再继续做下去，就会有一部分人承受更多的伤害，从科学上也不需要继续进行了。

1989 年，真实的结果报道出来了。用"真"药治疗早搏的人死亡的人数较服用"假"药的人增加了 2～3 倍。

人们这才意识到，对某些人而言，应用治疗早搏的药物有可能是致命的。当然，也不是所有治疗早搏的药物有问题，这个研究用的是特定的药物，如氟卡尼和恩卡尼，现在与这两种药物同属一类的药物还有一些，已经不推荐用于冠心病、心力衰竭或有心肌梗死病史的人。

美国人估计，使用这些药物治疗早搏所导致的死亡不计其数，算下来，能超过美国航空有史以来死于空难的人再加上朝鲜、越南战场上阵亡的美国士兵总数。用药的初衷是好的，想减轻症状，让人们生活得更好，但想法虽好，结果却不怎么样。

五、切勿擅自用药

对于正常人，若早搏的症状比较严重，还是可以用一些治疗早搏的药物的，比如美西律（又称慢心律）、普罗帕酮（又称心律平）和莫雷西嗪，但没有必要长期应用。心脏本身就有问题的人，最好不用这几种药物。

β受体阻滞剂也能明显减轻早搏的症状，特别适合于心率较快，或白天早搏较多的人。有冠心病和心力衰竭的患者可以用β受体阻滞剂，但应在医生的指导下应用，切勿自行用药。胺碘酮也可以治疗早搏，但问题是毒副作用较大，一般是在其他药物无效，或有冠心病和心力衰竭时才可应用，否则也不建议用来治疗早搏。

也难怪，心电图报告往往这么写"不正常心电图，室性（或房性）早搏"。医学的术语往往会给人带来很多困扰，给某些人带来很大的压力。医生再没有耐心解释的话，更让人忧心忡忡，甚至卧床不起。更有传言称，室性早搏比房性早搏危险，可能突然死亡，对患者精神打击更大。

因此，碰到这种情况，一定不能慌里慌张就要吃药，一定要到正规的医院就诊，早搏并不都是一定需要用药的。先把心放回到肚子里，保持情绪稳定，把烟戒掉，少饮酒，不喝咖啡和浓茶。

若自己已被诊断为心肌炎、冠心病、心衰、心肌病等疾病，治疗的主要目的就不是消除早搏，而是主要针对心脏病本身，选取的药物应当能够提高生活质量，延长寿命。

总之，对于早搏，切忌鼠目寸光，怎么讲呢？就是别把早搏治好了，把命丢了。

第三节　心房扑动与心房颤动

一、莎士比亚的烦恼

早在1611年，47岁的莎士比亚就写到，"我的身体在颤抖，我的心在疯狂地舞动着，但这并没有引起我的快乐"。这段话被医学史认定是对心房颤动（房颤）最早的描述。

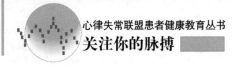
我们知道，心脏像一个肌肉泵，一次一次跳动，为全身供血。心脏的活动受电的控制。

正常情况下，电来源于窦房结。电流的传导则依赖于心脏内存在的一条通路，沿着这条路，电流传导到心脏各个部位，使心脏有规律地收缩，心房和心室顺序收缩，并使血液射向全身。

房颤时，支配心脏活动的不是窦房结，而是来自心房，这是一种杂乱无章的电活动。此时，心房和心室收缩完全没有规律。心房每分钟收缩 350～600 次。还好，心房和心室之间有个区域叫房室结，这是一个心脏电传导的闸门，把紊乱的电流缓冲一下，让心室的收缩频率不会过快。

心房扑动（房扑）与房颤相似，只是心房收缩的频率慢一些，为250～350 次/分。心脏跳动也较房颤规则，这取决于心房收缩传到心室的比例。传到心室的多就跳得快，传的少就跳得慢，传的比例相等就规则，不相等就不规则。

现在人活得越来越长了，有房颤的人也越来越多。房颤与老龄有关，年轻人不多。70 岁以上的老年人，10 个人中就会有 1 个人有房颤。中国有房颤的人为 800 万左右。

老年人房颤较多。中国 60 岁以下人中，约 1% 有房颤；60 岁以上的人中，3%～4% 的人有房颤；到 80 岁以上，有房颤的人达到了 10%。

近年来，房颤有向年轻人转移的趋势。吸烟、酗酒、洋快餐横行、熬夜、加班、赶工作等不良因素加重了年轻人心脏的负担，提早诱发房颤的发生。

有房颤的人常会纳闷：我为什么得房颤？房颤有什么后果？我应该吃什么药？

有的人大大咧咧，满不在乎；有的人怕得要命，整天提心吊胆。

二、房颤最严重的危害莫过于脑卒中

心房的跳动杂乱无章，心房就失去了作用，不能有效地将血液排入心室，导致血流在心房内滞留，容易形成血栓。血栓脱落就很麻烦，随血液流到哪儿，就能堵哪儿。比如堵住肾动脉，就引起肾栓塞，表现为腰痛、血尿；堵住下肢的动脉，就能引起下肢动脉栓塞，下肢剧痛、苍白，严重者需截肢。最严重的莫过于脑卒中（中风），可引起偏瘫、失语，甚至死亡。有20%的人因房颤发生中风。

与正常人相比，有房颤的人死亡风险增加1倍。有房颤的人还特别容易住院。有些人因症状严重住院，有些人因房颤导致心衰住院，还有人因中风住院。房扑与房颤一样，也增加血栓的风险。

有些人房颤一发作，根本耐受不了。还有些人一点感觉都没有，只在体检时才偶然发现。还有些人一上来就突发脑梗死，半身不遂，做心电图才发现原来是房颤惹的祸。人与人之间相差太大了。

不同人感觉差异很大，原因不十分清楚。有房颤的人最常见的感觉是心慌，特别是阵发性房颤。有些人房颤发作起来由于很难受，非常紧张，害怕发作，也很焦虑。

有些人房颤时间长了，可能就适应了，有一些不典型的表现，如体力下降、气短和虚弱乏力。行走或上楼时，会感到胸部不舒服，多汗、头晕。

有人甚至一点儿感觉都没有。

本身心脏就有问题的人，房颤一发作，就可能出现心力衰竭。因为房颤时，心脏跳动得快，没有规律，心排血量可减少30%～50%，此时就可加重或诱发心力衰竭。

此外，有房颤的人往往生活质量受到很大的影响，运动耐力下降，还可能存在一定的认知障碍问题，原因推测为一些小栓子脱落，导致大脑受到影响。

有上述症状的人，都应到医院检查一下，做做心电图，部分人要做24小时心电图，还要查一查超声心动图等，寻找原因。

如果是房颤，也需要查找房颤的原因。很多心脏病都能导致房颤，如风湿性心脏瓣膜病、高血压、心肌病、冠心病、心包炎等。其他系统的疾病也能引起房颤，最常见的是甲亢（甲状腺功能亢进症）。

也有少部分的房颤找不到原因，患者心脏结构正常，这种情况称为孤立性房颤，这种房颤多见于年轻人。

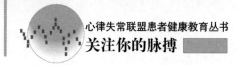
房颤的发生并非由单一原因所致，发生房颤的高危因素有：过度饮酒、高血压、糖尿病、肥胖、冠心病、心肌病、心力衰竭、风湿性心脏病、心肌肥厚、甲状腺疾病、心脏外科手术等。

三、五花八门的房颤分类

房颤分为好几类，分类的目的是为了治疗，不同种类的房颤需要的治疗不同。医生最喜欢以发作持续的时间作为依据。如阵发性房颤，顾名思义，就是房颤发作起来是一阵一阵的，能自己停止；持续性房颤是房颤持续超过 7 天，或不足 7 天，但需要用药物或其他方法终止；永久性房颤是房颤根本就停止不下来，或停下来后，很快就又转成房颤。

但是，前文说过，有些人一检查就发现有房颤，根本就不知道是最近出现的，还是已经有了很长时间，这种叫首诊房颤。

无症状性房颤也容易理解，是指房颤发生时没有任何的不适，仅偶然在心电图检查时发现，或发生中风及心功能下降严重时才诊断出来。

上文说的孤立性房颤是指患者年龄在 65 岁以下，心、肺正常，体检与超声心动图均正常。这种房颤患者发生中风的危险较低，一般不需抗凝治疗。

很多房颤是由于其他原因导致的，如有甲亢的人可发生甲亢性房颤，有心脏瓣膜病的人可出现瓣膜性的房颤。

解除症状是房颤治疗的重要方面。根据症状的严重程度，房颤可分为：I 级，无症状；II 级，症状轻微，不影响日常活动；III 级，症状严重，影响日常活动；IV 级，活动受限，无法从事日常活动。症状严重程度不同，治疗策略也略有不同。

对于已经发生了房颤的人，无论是哪种类型，都一定要和专业医生商量，根据情况采取一定的措施。既不要过度紧张，因为阵发性房颤发作时基本没有危险性，也不能太不当回事，因为房颤最大的危险是中风，预防脑卒中最重要。

去医院就诊时，怀疑自己是房颤的人，先要总结一下自己发病的规律，如症状发作时自己的心脏跳得是否规则；发作时是否有诱发因素，如运动、情绪激动或饮酒；发作是否频繁，以及每次发作持续时间；是否合并其他疾病，如高血压、冠心病、心力衰竭、中风、糖尿病或慢性肺部疾病；家人是否有房颤。

四、房颤要抗凝

死亡是生命的终结，对于有房颤的人也不例外。减少死亡，让人幸福地活着也是治疗房颤的目标。

治疗房颤要"三降三升"：降低死亡率、住院率、脑卒中发生率，提高生活质量、心功能及活动耐量。

也正因为房颤最严重的危害莫过于脑卒中，所以在治疗房颤时，抗凝治疗是最重要的。接下来是缓解症状，而后是预防。

套用一句政治化的语言，"在房颤发生、发展的全过程，应尽早和全程高度重视抗凝治疗。"

至于说怎么抗凝治疗，其实，说白了，就是要用好两种药。一种是阿司匹林，另一种是华法林。具体需要吃哪种药，最好咨询医生，不要擅做主张。这两种药都有一定的副作用，尤其是华法林，剂量合适的情况下是良药，吃多了就成毒药了。而且在用药时还需要长期监测，饮食也需要注意。具体需要吃哪种药物，是需要医生根据情况来选择的。医生会根据患者的年龄、性别，是否有心力衰竭、高血压、糖尿病，以前是否患过中风等进行评分，选择合适的药物。

治疗房颤的药物主要是起到抗凝、转复房颤和控制心率的作用。偶尔房颤，又没有高血压和糖尿病，就没必要长期为此吃药，但发作的时候一定要评估因房颤导致中风的危险，发作频繁且有 2 个以上中风高危因素的患者就需要吃药。

有房颤的人往往心率较快，平时用药把休息时的心率控制在每分钟 110 次以下就可以了。

有些人可考虑把房颤转成窦性心律。特别是房颤发作时心率特别快、症状严重，甚至出现头晕、血压低的人。但对于由其他原因（如甲状腺功能亢进、感染、电解质紊乱等）导致的房颤，在病因未纠正

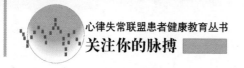
前，一般不予复律。房颤持续超过 48 小时的人，复律时血栓栓塞的危险增加，在复律前需要预防性进行一段时间抗凝治疗。

药物或电击都可实现复律。推荐先选择药物复律，无效时再选择电复律。电复律的效果优于药物复律，但需要暂时镇静或麻醉。

房颤发作后 7 天内进行药物复律似乎最为有效。超过 7 天的房颤很少能自行转复，药物转复的效果也较差。有些药物的起效时间较长，开始治疗可能在几天后才能转复。

外科手术也能治疗房颤。一般情况下，可在进行其他心外科手术（如瓣膜置换术）同时进行房颤的外科手术治疗。

导管消融术是一种新的治疗房颤的方法。通过导管将射频能量传递给与导管接触的局部心肌组织，使局部心肌的温度升高，从而变性、坏死，是一种非常安全、有效的治疗手段。

目前，已经有越来越多的房颤患者接受了导管消融根治术。这是一种微创手术，对于房颤次数多、服药无效或者不愿意服药的患者是一个选择，适用于发作起来症状严重，药物治疗效果差的人。

阵发性房颤的手术治疗要两个多小时，慢性房颤手术时间更长。整个手术过程中患者始终处于清醒状态，可随时将自己的感受告诉医生。术后一般 12 小时左右即可下地活动。但是，导管消融术对医生的经验和技术要求相对较高，有需要的人最好选择正规的医院治疗。

五、不良生活方式助长房颤的气焰

对于房颤的预防，长期坚持良好的生活习惯、保持愉快的心情是最基本的。房颤的常见诱因有吸烟、酗酒、劳累、紧张、激动、暴饮暴食、消化不良、发热等。每个人需要根据以往发病的情况，总结经验，避免可能的诱因。

有房颤的要戒烟，限制饮酒，避免食用含有咖啡因的饮料、食物、药物，如茶、咖啡、可乐以及一些非处方药。一些止咳药或感冒药含有刺激物，可能引发不规则心律，服用前应当询问医生或阅读说明书。

国外还有研究发现，有房颤的人较胖。胖人的心脏结构和功能发生了一定的变化，易出现房颤。胖人房颤的风险是正常体重者的 1.5倍。胖人减肥也有助于房颤的治疗。

六、房扑和房颤是亲兄弟

　　房颤是心房发生很快又不规则的冲动，房扑则是心房发出快而规则的冲动，引起快速而有规律的心房收缩，相对较为少见。房扑分为阵发性和持续性两类，以阵发性者多见，往往处于不稳定状态，常在房颤与窦性节律转变过程中出现。房扑多为阵发性，很少为持续性，有部分房扑是发展成房颤的先兆，二者的关系比较密切。阵发性房扑偶尔见于正常人，绝大多数发生于有器质性心脏病的患者，常见的病因有风湿性心脏病和冠心病，尤其是风湿性心脏病二尖瓣狭窄，或心力衰竭造成左心房增大的患者，其他也可见于高血压心脏病、某些先天性心脏病、急性心包炎、心肌病、心肌炎、慢性肺心病（肺源性心脏病）、预激综合征、外科手术、心导管检查、休克患者等。

　　房扑的临床表现常与原发病有关，但主要取决于心室率的快慢、心室率变化的急骤程度及心脏状态。如果心室率慢，心脏的基本状态良好，则房扑可多年存在而不被人所察觉。房扑时心室率快而规整，容易被误诊为阵发性心动过速或窦性心动过速，有时被误诊为房颤。因此，在未做心电图的情况下，诊断房扑十分困难。

　　治疗上，首先是要去除或限制基本病因，控制原发疾病，如高血压、心肌供血不足、甲状腺功能亢进症等。当心率过快或伴有心力衰竭时，可用药物把心率降下来。症状严重者需要电复律。

第四节　室上性心动过速

一、什么是阵发性室上性心动过速？

　　阵发性室上性心动过速常被称为室上速，也是一种心动过速。其特点是发作突然，停止也突然，持续时间长短不一。患者主要表现是

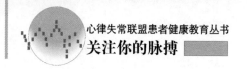
心慌、焦虑不安、眩晕、晕厥、心绞痛，严重者也可发生心力衰竭与休克。患者通常无器质性心脏病表现，不同性别与年龄均可发生。

二、阵发性室上性心动过速的特点是什么？

有这种病的人在不犯病的情况下，与正常人一样，没有任何不适。心电图检查显示有些患者不正常，有些患者可以完全正常，这取决于导致心动过速的原因。发病时没有任何先兆，心跳突然加速，脉搏多在 160 次/分以上。这种心跳也是突然恢复正常的。发作持续时间长短不一，短则几秒，长则几天。多数患者发病后可自行终止，少数患者必须用药才能终止。症状的轻重取决于发作时心率的快慢，是否有其他心脏病及患者的耐受程度。

发作时进行心电图检查就能很清楚地诊断出来。

三、心动过速发作时怎么办？

没有心脏病的人可采用刺激咽部的方法，如用压舌板或手指刺激咽部，产生恶心、呕吐的感觉，这样部分患者就可以终止心动过速。在专业人员指导下，也可采用按摩颈动脉窦和压迫眼球的方法。

在发作时，若采用上述方法无效，应去医院用药物治疗。当出现严重心绞痛、低血压、心力衰竭时，就需要电复律。

四、预激综合征是怎么回事？

预激综合征是室上性心动过速的原因之一，是一种房室传导的异常现象。电传导的线路有问题，是通过一条附加通道下传的，提早兴奋心室的一部分或全部，引起部分心室肌提前激动。预激本身不引起症状，但合并室上性阵发性心动过速发作时就会引起心慌、焦虑不安、头晕、晕厥甚至猝死。预激综合征的诊断主要靠心电图。

引起室上性心动过速的病因除预激综合征外，还有房室交界区性心动过速，房性心动过速属于这个范畴。

五、如何治疗室上性心动过速？

若患者从无心动过速发作，则无需给予治疗。对于有心动过速发作的患者，除了心动过速时的紧急处理外，导管射频消融可以根治室上速，适用于预激综合征合并室上速的患者。对于不能做消融或不愿意做消融的患者，可以选择药物治疗，如普罗帕酮（心律平）、维拉帕米（异搏定）和胺碘酮等。导管射频消融已十分成熟，安全、有效且能根治心动过速，应优先考虑应用。

第五节　室性心动过速

一、什么是室性心动过速？

前面我们说过，心率超过 100 次/分，就叫心动过速。如果心动过速发起的部位在心室，就叫室性心动过速。"室性心动过速"一词读起来太长，我们常简称室速。室速发作起来有长有短，不足 30 秒叫非持续性室速，超过 30 秒叫持续性室速。与窦性心动过速和交界区心动过速相比，室性心动过速是比较危险的一类心律失常。

二、室性心动过速的危害是什么？

并不是所有的室速都很可怕。一般而言，有基础心脏病变和心功能较差的人发生室速比较危险；室速发作时出现低血压、晕厥、意识丧失、休克、急性心力衰竭或严重心绞痛等情况也很危险。没有心脏基础病变也可能会有室速发生。发作时间短的室速还可能没有症状。

室速需要靠心电图来确诊。一旦确诊为室速，无论是何情况，均应寻求医生的帮助。

三、如何处理室性心动过速？

对于室速发作时血压下降或意识丧失者，应立即予以电除颤治疗，

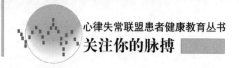
终止室速。然后进行心脏超声等检查，看看心脏是否有问题，或是否有其他原因导致了室速。必要时安装埋藏式心脏转复除颤器。

有些室速是有原因的，例如缺血、低血压、心衰及低钾血症等，纠正这些情况可改善室速发作的情况。严重的心率缓慢也可导致室速，此时可应用人工心脏起搏。

对于没有器质性心脏病的患者，如果室速发作时间短，不超过 30 秒，无症状或血流动力学影响，可不用积极的药物和除颤治疗。

有一种室速叫特发性室性心动过速，这是一种比较特殊的室速，患者虽然有室速发生，但经过详细的病史询问、体格检查，并经过心电图、X 线、心脏超声等检查后，根本就找不到有任何心脏病的证据。这种室速适于进行消融治疗。

第六节　心室扑动与心室颤动

一、什么是心室扑动与心室颤动？

心室扑动（简称室扑）与心室颤动（简称室颤）是最为严重的心律失常，可见于严重的器质性心脏病晚期、急性心肌梗死、触电、严重低钾血症、心脏或胸部大手术、心导管检查以及一些药物中毒等。部分临终前的患者可先发生室扑，继而转变为室颤，亦可直接发生室颤。

室颤时心室已无有效的收缩，心排血量极少或无排血，可迅速发生脑缺血，表现为突然晕厥及抽搐，常为全身抽搐，持续时间长短不一，可达数分钟，多发生在室颤后 10 秒内。意识丧失、昏迷常发生在室颤 30 秒后。在几次缓慢的叹息样呼吸后，呼吸逐渐变浅而停止，这常发生在室颤后 20～30 秒内，患者面色由苍白变暗紫，心音、脉搏、血压均消失。瞳孔散大多在室颤 30～60 秒内出现。

室扑和室颤发生后，由于心脏失去了有效的机械收缩和排血功能，故其临床表现与心跳骤停相同。这两种心律失常一旦发生，均需要立即进行心脏除颤和心肺复苏。

第七节　心脏传导阻滞

一、什么是心脏传导阻滞？

前文说过，心脏之所以能有规律地收缩和舒张，在很大程度上依赖于窦房结发出的心电冲动。电冲动通过心房和房室交界区后，便以很快的速度经过希氏束，左、右束支和浦肯野纤维，传达到心肌细胞，心肌细胞几乎同步地收缩和舒张，心脏才能有效地起着"泵"血作用。

窦房结好比心脏的发电厂，房室交界区，希氏束，左、右束支和浦肯野纤维好比心脏内的电路，心电激动从窦房结传播到心肌细胞的过程，好比发电厂的电经过无数的输电线路传送到千家万户。

当心脏的某一部分对激动不能正常传导时，也就是说，输电线路中电流传导的速度慢，或根本就不能传导，就是心脏传导阻滞。根据阻滞发生的部位，一般将其分为窦房传导阻滞、心房内传导阻滞、房室传导阻滞与心室内传导阻滞四种。

传导阻滞又分为完全性或不完全性，永久性、暂时性或间歇性。比如，完全性窦房传导阻滞时，窦房结的激动不能传播到心房；完全性房室传导阻滞时，窦房结只能激动心房，而不能激动心室，心室依靠低位起搏点激动，这有点像输电线路出现故障，发电厂的电完全不能外输，或只能部分外输，大部分用户要依靠自备的发电机一样。不完全性窦房、房室或束支传导阻滞时，窦房结的激动能以较慢的速度通过；暂时性或间歇性传导阻滞时，则好比输电线路时断时续。一侧束支完全阻滞时，窦房结的激动从正常的一侧向有问题的一侧传播，因此有问题一侧心肌的收缩和舒张比健侧稍晚（约零点几秒）。

二、心脏传导阻滞的原因是什么？

传导阻滞的病因很多，主要有炎症、缺血、梗死、纤维化以及房室肥大扩张，损伤了传导组织。一般来说，左束支阻滞主要见于影响

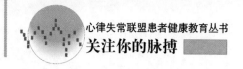
左心室的疾病（例如高血压、冠心病、二尖瓣关闭不全、主动脉瓣病变、心肌炎、心肌病等），右束支阻滞主要见于影响右心室的疾病（例如肺心病、房间隔缺损、二尖瓣狭窄、右冠状动脉病变等）以及主要影响左心室的疾病在中晚期累及右心室（例如二尖瓣关闭不全等）。

三、心脏传导阻滞患者的表现如何？

轻度窦房或房室传导阻滞患者往往没有症状；中、重度窦房或房室传导阻滞，由于心率变慢，或心律不规则，患者常感心慌、头晕、乏力，甚至发生晕厥与抽搐（阿-斯综合征）。单侧束支阻滞本身不产生症状，症状有无取决于原发疾病及其严重程度。窦房传导阻滞大多为慢性，房室传导阻滞可呈急性或慢性，束支传导阻滞大多为永久性，少数呈暂时性或间歇性（由急性炎症或缺血引起）。

四、心脏传导阻滞如何治疗？

轻度窦房或房室传导阻滞，主要针对原发病进行治疗（例如降低血压、改善心肌供血、抗炎或抗风湿、营养心肌等）；中、重度窦房或房室传导阻滞，除积极治疗原发病外，还需要静脉注射阿托品、异丙肾上腺素或地塞米松，以加快心率，加速窦房或房室传导，必要时安置临时或永久心脏起搏器。束支传导阻滞本身无需治疗，也无特效药物，对预后亦无重要影响，影响预后的主要因素是原发疾病的严重程度。但单侧束支传导阻滞如果发展到双束支或三束支阻滞时，窦房结的心电激动就不能传播到心室，此时心室由极低频率的节律点控制，患者心率往往非常慢，甚至有生命危险，常需要安置永久心脏起搏器。

（杨进刚）

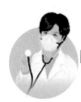

第四章

心律失常与遗传

　　与遗传有关的心律失常包括一大类具有家族聚集倾向，临床表现为晕厥、心律失常或猝死的遗传性疾病。这类疾病很多都是大家不太熟悉、名称也有些古怪的疾病，如长 QT 综合征（QT 间期延长综合征，LQTS）、短 QT 综合征（SQTS）、儿茶酚胺敏感性室性心动过速（CPVT）。此外，一些遗传性心律失常患者除表现为心律失常外，还同时伴有心脏甚至全身多器官结构的变异。这类疾病包括致心律失常性右室心肌病（ARVC）、肥厚型心肌病（HCM）、扩张型心肌病（DCM）、心肌致密化不全、马方综合征等。上述这一类疾病统称为遗传性心律失常综合征，也称遗传性心脏猝死综合征。

　　那么，什么情况下会考虑患者可能患有这类疾病呢？凡是有不明原因的晕厥，尤其是青少年患者，家族中有小于40 岁即猝死的直系亲属，或直系亲属中有明确诊断为这类疾病的个体，均应找专业的心内科医生咨询。

第一节　长 QT 综合征

　　长 QT 综合征（LQTS）是最早发现、迄今研究最为广泛的遗传性心律失常。最早在 1957 年由挪威学者 Jervell 和 Lange-Nielsen 发现了一个 QT 间期显著延长且伴有先天性耳聋的家系，该家系成员易发

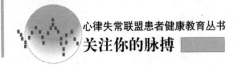
生猝死。1964年，Romano和Ward又分别发现了以QT间期延长、反复晕厥和猝死为特征但不伴随神经性耳聋的家系。后来就将这种以QT间期延长、反复晕厥甚至猝死为特征的疾病统称为长QT综合征（也叫做QT间期延长综合征）。1995年，美国学者Keating确定了LQTS与心脏离子通道基因变异直接相关。

一、什么是长QT综合征？

长QT综合征（LQTS）是指心电图上QT间期延长、临床表现为反复晕厥甚至猝死的疾病。LQTS的患病率约为1/2500，但由于其临床表现的多样性，患者可以终身无症状，也可能在婴儿期就发生猝死，所以LQTS患病率可能被严重低估了。男性多在青春期之前、女性多在青春期之后出现临床症状，未进行合理治疗的有症状患者10年病死率可达50%。

LQTS可分为遗传性和获得性两种类型。遗传性LQTS顾名思义就是患者自出生起就先天携带了某种基因变异，导致心肌细胞有一些细微异常，在机体遇到紧张或激动刺激时会发生晕厥。这些异常很细微，以至于超声心动图检查时显示心脏结构是正常的，但临床做心电图检查时可发现QT间期延长和T波变异。

那么什么是QT间期呢？我们知道，正常心脏每次搏动都要经历收缩与舒张的整个过程，QT间期代表大概相当于从心室收缩开始到舒张开始之前所经历的整个收缩时间。正常人的心率在60～100次/分之间属正常，那么在不同心率下的QT间期如何比较呢？医学上现在多采用一种称为校正的QT间期，即把不同心率下的QT间期都校正到心率＝60次/分时的情况，这样就可以进行比较了。校正QT间期用QTc表示。正常人QTc<440 ms，男性QTc>470 ms、女性QTc>480 ms可以诊断LQTS；男性QTc在440～460 ms之间、女性QTc在440～470 ms之间属于临界范围，可能需要进一步检查以明确诊断。

二、什么原因可导致LQTS？

如前文提过的，先天性LQTS的致病原因是患者天生就携带的基因变异，而获得性 LQTS 的致病原因则是一些外界因素，如心肌缺血、心动过缓、电解质紊乱和使用某些药物，其中最常见的是药物引起的获得性 LQTS。对于先天性 LQTS，需要进行基因检查以明确到底是什么基因上的哪类变异导致患者发病，以便于有针对性地进行干预治疗。目前已知有 13 个基因变异可导致 LQTS。不过其中 80% 左右的患者都可以归到前三个主要亚型：Ⅰ 型、Ⅱ 型和 Ⅲ 型。其共同特点是心脏复极（也可以理解为心脏收缩期）时间延长，在心电图上就表现为参数 QT 间期的延长，临床上表现为心律失常、晕厥甚至猝死。

　　获得性 LQTS 如前所述，最常见的原因是服用了某些药物。下面列出的是已证明有延长 QT 间期作用的药物，供读者参考（表 4-1）。

表 4-1　涉及药物诱发性 LQTS 的药物

药物种类	药物名称
抗心律失常药	丙吡胺、普鲁卡因胺、奎尼丁、美西律、普罗帕酮、氟卡尼、索他洛尔、胺碘酮、溴苄铵、多非利特、伊布利特、阿齐利特、阿义马林
抗微生物药	红霉素、克拉霉素、阿奇霉素、左氧氟沙星、莫西沙星、司帕沙星、加替沙星、格帕沙星、磺胺甲噁唑、喷他脒、奎宁、伊曲康唑、酮康唑、氟康唑、氯喹、卤泛群、甲氟喹、金刚烷胺、螺旋霉素
抗组胺药	阿司咪唑、苯海拉明、依巴斯汀、特非那定、羟嗪
抗抑郁药	多塞平、文拉法辛、氟西汀、地昔帕明、丙米嗪、氯米帕明、帕罗西汀、舍曲林、西酞普兰
抗精神病药	氯丙嗪、丙氯拉嗪、三氟拉嗪、氟奋乃静、非尔氨酯、氟哌啶醇、硫利达嗪、氟哌利多、美索达嗪、匹莫齐特、利培酮、喹硫平、齐拉西酮、锂、水合氯醛、舍吲哚、舒托必利、齐美定、马普替林
抗偏头痛药	那拉曲坦、舒马普坦、佐米曲普坦
支气管扩张药	支气管扩张药
利尿药	吲达帕胺、噻嗪类利尿药、呋塞米
胃肠动力药	西沙必利、甲氧氯普胺、多潘立酮

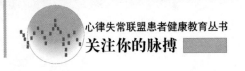
续表

药物种类	药物名称
激素类	奥曲肽、加压素
免疫抑制剂	他克莫司
其他	三氧化二砷、乌头碱、藜芦定、长春胺、特罗地林、布地品、替扎尼定、硫必利、可卡因、有机磷化合物

不过需要强调的是，并不是所有人服用这些药物都会出现临床症状。实际上，只有 1%～8% 的患者服用这些药物后会表现出 QT 间期延长或发展为尖端扭转型室性心动过速。但如果在服用这些药之前就存在其他危险因素，如心力衰竭、心室肥大、女性、低血钾症、隐匿性 LQTS（个体携带有基因变异，但平时 QT 间期仍在正常范围内）、猝死家族史等，则可能会影响到心脏的稳定性。这些人服用可延长 QT 间期的药物后发生恶性心律失常的概率会大大增加。

三、LQTS 患者有哪些症状？

最常见的症状是晕厥，严重者可发生猝死。其他可能还有黑矇、心慌、胸闷、抽搐、头晕等。遗传性 LQTS 不同的分型还有一些特定的诱发因素，如Ⅰ型患者多在情绪紧张或激动、运动或体力活动时犯病；Ⅱ型患者多在休息或睡眠时发作，尤其对突然惊吓、电话铃声等声音刺激敏感，某些女性患者还可能在经期犯病；Ⅲ型患者多在静息或睡眠时发病。

极少数患者还可出现心脏以外的表现，如并指（趾）、语言发育障碍、自闭症等神经系统症状及耳聋。

四、LQTS 如何诊断？

有晕厥史的患者，尤其是青少年个体，应该到正规医院找心内科专业医生诊断是否患有 LQTS。最简单的方法是做 12 导联心电图检查，医生会根据所测量的 QT 间期及 T 波形态告知患者是否患有这种疾病。有些人并没有晕厥，只是在检查身体时无意间被告知自己的

QT 间期长。在这种情况下就要请心内科专业医生作综合评估了。结合是否有家族史、平时是否有其他症状等可对这样的人进行分析。除心电图外，可能还需要做运动试验以及 Holter 动态心电图检查，这些检查有助于提高诊断的敏感性。

五、LQTS 的遗传模式

由于 LQTS 的遗传方式多为常染色体显性遗传，所以在一位患者身上发现变异后，其变异遗传给后代的概率约为 50%。这个 50% 的概率是什么意思呢？通俗地讲，这就像我们生活中常见的抛硬币游戏，如果连续向上抛硬币 100 次，你就会发现，硬币落到地面后出现正面朝上或反面朝上的概率都在 50% 左右，抛的次数越多，这个数值越接近 50%，但你永远无法精确预测下一次抛出的硬币到底是哪个面朝上。这也就是我们的专家在天然条件下还无法为携带基因变异的患者预测她下一次怀孕时其下一代是否也会携带与亲代一样的变异的原因。不过理论上讲，通过孕期的早期基因检查还是可以检测出胎儿是否携带与其亲代相同的基因变异的，这样孕妇可以根据情况选择是否需要终止妊娠。但限于各种原因，目前真正能够实施该项检测的机构还很少。

LQTS 中还有一种比较罕见的亚型，患者可同时伴有耳聋。这种类型的 LQTS 患者更少见，约为百万分之一。其遗传方式为常染色体隐性遗传，即父母双方各携带 1 个相同或者不同的基因变异，然后同时把变异遗传给了子女。这种情况下子女的得病概率为 25%。由于患者携带 2 个基因变异的累加效应，通常这种亚型的患者临床症状更严重，发生致命性心脏事件的概率也更高。

六、哪些人需要进行基因检测？

目前已经发现了 13 个 LQTS 致病基因。其中 I 型、II 型和 III 型的基因为最常见的致病基因，约占遗传性 LQTS 患者的 80%。对患者进行基因检测时，发现已知 13 个基因变异的阳性检出率为 80%～85%。也就是说，目前的技术水平还不能保证为所有 LQTS 患者检测

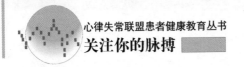
出其致病基因，只有其中 80%～85% 患者可以通过专门的检测机构获得他们确切的致病基因信息。

1. 以下情况推荐进行Ⅰ型、Ⅱ型和Ⅲ型的基因检测　根据病史、家族史及心电图表现（静息 12 导联心电图）和（或）运动试验，心脏病专家高度怀疑 LQTS 的患者；无症状的 QT 间期延长者，其中青春期前 QTc＞480 ms 或成人 QTc＞500 ms，排除其他引起 QT 间期延长的因素，如电解质紊乱、药物因素、心肌肥厚、束支传导阻滞等。

2. 以下情况可以考虑进行Ⅰ型、Ⅱ型和Ⅲ型基因检测　无症状特发性 QT 间期延长者，其中青春期前 QTc＞460 ms，成人 QTc＞480 ms。

3. 对药物诱发 TdP 的先证者应考虑行基因检测。对其一级亲属推荐 12 导联心电图筛查。

4. 如果Ⅰ型、Ⅱ型和Ⅲ型基因变异检测呈阴性，但有 QTc 间期延长，应该考虑基因再评价，包括重复基因检测或进行其他更多致病基因检测。

5. 对已经发现基因变异的 LQTS 患者的家族成员及相关亲属（父母、兄弟姊妹、子女等）进行同一基因检测。如果基因检测、病史以及 12 导联心电图均为正常，就可以排除 LQTS。

七、LQTS 基因检测的意义

（一）诊断意义

根据病史、家族史、T 波形态、运动试验等情况，心脏病专家怀疑为 LQTS 的患者均建议进行基因检测。只有晕厥史而心脏专科医生未推荐时，不应进行 LQTS 基因检测。

对那些已排除电解质紊乱、药物因素、心脏肥大、传导阻滞、糖尿病等因素而心电图明确诊断为 QT 间期延长者（青春期前 QTc≥480 ms 或成人 QTc≥500 ms），即使没有症状，也建议进行基因检测。对那些 12 导联心电图上 QTc≥460 ms 的青少年或者 QTc≥480 ms 的成人，可以考虑进行基因检测。这些 QTc 值是人为设定的，高于一般意义上的正常值（男性 QTc≥450 ms、女性 QTc≥460 ms 的标准）。对 2～4 周的婴儿，

QTc≥470 ms 者基因检测的阳性率约为 50%。

对已经发现基因变异的 LQTS 患者的家族成员，不管有无临床表现，都应进行该基因的检查。只有基因检测呈阴性才能排除 LQTS，单纯 QTc 正常不能排除 LQTS。

（二）治疗的意义

β受体阻滞剂是多数 LQTS 患者的首选治疗药物。在 3 种主要亚型中，β受体阻滞剂对Ⅰ型最有效，对Ⅱ型中等有效，而对于Ⅲ型，普萘洛尔加美西律或氟卡尼或雷诺嗪可能是首选。

八、LQTS 的治疗

一般遗传性 LQTS 患者来到医院时多数已有晕厥等临床表现，所以针对不同的患者首先考虑的就是要尽快采取措施避免其再发晕厥。在医院期间要急救治疗引起晕厥的心律失常，然后是出院后的长期使用药物预防再次发作，常规服用 β受体阻滞剂。如果在使用药物的基础上还有晕厥发作，要考虑加左心交感神经切除手术或起搏器、植入式心脏复律除颤器（ICD）等器械治疗。

（一）室性心动过速的紧急处理

LQTS 患者发病时的典型表现为一种特殊类型的室性心动过速，可能转化成室颤，需要通过直流电击来终止。不过，大多数情况下这种室性心动过速并不是持续的，可能自行终止。鉴于直流电击造成的紧张可能会使心律失常复发，电击应在患者失去知觉或给予镇静剂之后进行。更重要的是预防室性心动过速再次发作。紧急措施包括：撤掉所有可能诱发室性心动过速的药物、提高基础心率、服用镇静剂等。

（二）遗传性 LQTS 的长期治疗

LQTS 的标准治疗包括应用 β受体阻滞剂、左心交感神经切除术，对少数病例，需要辅以起搏器或植入式心脏复律除颤器（ICD）治疗。其他如补钾、美西律等仅是"探索性"治疗措施，必须在正规治疗的前提下应用。

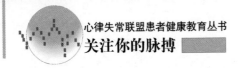

β受体阻滞剂

　　β受体阻滞剂（简称β阻滞剂）是当今对有症状的 LQTS 患者的首选治疗，也可有效降低 QT 间期正常但基因诊断成立的 LQTS 患者的猝死发生率。根据我们对 LQTS 患者的用药经验来看，在医生的指导下，多数患者能够用到可耐受的最大剂量，而且在该剂量下患者的症状改善明显。以普萘洛尔（心得安）为例，公认的最大耐受剂量是 $2\sim4\,mg/kg$，但不同个体对该药物的敏感性差异很大，有人在 $1\,mg/kg$ 剂量下症状就控制得很好，而有人用到 $4\,mg/kg$ 以上仍能耐受。所以患者在医生耐心指导下将药物调整到一个合适的剂量范围是用好普萘洛尔的关键。另外一点是，LQTS 的发病特点是发作起来虽凶险，但不发作时患者的表现又和正常人一样，这使得患者很难坚持长期甚至终生服药，尤其是有症状的青少年患者，所以对 LQTS 患者经常的提醒和知识普及教育也很重要。

　　哪种β受体阻滞剂更有效呢？最近有证据表明非选择性的β受体阻滞剂普洛萘尔和纳多洛尔比选择性的美托洛尔疗效更好，所以建议 LQT 患者在没有禁忌证的情况下尽量使用非选择性的β受体阻滞剂，如普萘洛尔。

左心交感神经切除术

　　此手术无需开胸，手术时间只需 $30\sim40$ 分钟，可以采用经电视胸腔镜的方法。左心交感神经切除术与β受体阻滞剂联合治疗将获得比单独使用β受体阻滞剂更好的防止猝死发生的效果，并且与 ICD 相比，它的副作用更少。国内现在使用该术式治疗 LQTS 有最多病例和经验的医院是北京大学人民医院。

心脏起搏和 ICD

　　起搏器通过预防心动过缓增加了对 LQTS 患者处理的有效性，但它不能作为 LQTS 的唯一治疗措施。最好是将起搏器植入与 β 阻滞剂联合应用。如果患者在接受充分剂量的 β 阻滞剂和左心交感神经切除术治疗后仍有晕厥发作，或在 β 受体阻滞剂治疗期间发生心脏骤停，或记录到的首次心脏事件是心脏骤停，则应植入 ICD。

其他治疗方法探索

将 LQTS 患者的血钾水平维持在一个相对高的水平可能是有益的，尤其是对 II 型患者。一般建议血钾水平须＞4 mmol/L，因为 II 型患者容易发生低钾血症。通常建议患者在服用足够剂量普萘洛尔的前提下，同时服用门冬氨酸钾镁（潘南金）或国产镁钾合剂。对某些容易经期发作的患者，建议其至少在经期之前和期间要补充钾、镁。

LQTS 妊娠患者的治疗问题

研究 LQTS 的鼻祖，美国犹他大学的 Vincent 教授研究 LQTS 已有近 40 年的历史，经他治疗的患者妊娠并生产的已有几百例之多。他的经验是，绝大多数母亲应用 β 阻滞剂的治疗效果良好。至于剂量，如果患者没有症状，就可以维持原来一直服用的剂量；如果有症状或者经过运动试验检查提示 β 阻滞剂的保护作用不足，就要增加药量。

药物对母体内的胎儿是否有危险？

美国的药典把 β 阻滞剂列为 C 类药物。这就是说，风险很低但不是零风险。Vincent 教授的经验证明，β 阻滞剂对胎儿造成的不良反应很罕见。他自己行医中只遇到过一两例胎儿心率减慢的情况。这种情况下他的做法是把 β 阻滞剂的剂量减小。经他治疗的几百例患者，无论是胎儿在母体内还是出生后，都没有见到其他不良反应。由于大多数妊娠妇女仍处于发生 LQTS 相关事件的高危年龄段，所以 Vincent 教授相信，在

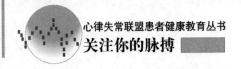
整个妊娠期维持使用 β 阻滞剂是很重要的。而且对于部分 Ⅱ 型患者来讲，在婴儿出生后的一段时间内，母亲的危险性还会增加，所以分娩后继续维持足够量的 β 阻滞剂也同样很重要。更罕见的潜在危险还有低血糖，不过产科医生可以很容易地定期监测胎儿心率和患者的低血糖情况。

 无症状 LQTS 患者的治疗

对 QT 间期延长但又无症状的患者，以及对全部有症状的 LQTS 患者的同胞及近亲是否应该进行治疗？这时需要考虑的是：一方面，未接受治疗的患者其首次心脏事件期间死亡的危险性有多大？另一方面，不需要接受治疗的儿童或年轻人接受终身治疗的精神后果有多严重？对这些问题，目前还没有满意的答案。目前的资料提示在首次晕厥事件发生后，猝死很罕见；然而，猝死是可能发生的，并且在独生子女家庭对不幸的父母而言，它一旦出现就可能代表了 100% 的病死率。所以，这些人至少应定期做心电图复查，以便及时发现一些高危因素并及时采取相应的防治措施。

值得提醒的是，即使是在采用手术、起搏器植入或 ICD 治疗后，患者仍应服用足够剂量的 β 阻滞剂，同时注意避免诱发因素，如噪声（摇滚乐、打猎、突然的铃声）、强烈的情绪波动和压力过大，限制确诊患者参加竞技性体育运动，鼓励患者在体力活动时或热天饮用电解质含量丰富的液体，避免使用可能延长 QT 间期的药物等（可参考表4-1）。采取这些措施后，这种疾病的猝死发生率可明显下降。

（三）药物相关 LQTS 的防治

避免诱发因素是重要环节。如果使用可能导致 QT 间期延长的药物，则应该避免低钾血症的发生。患者出现心慌、头晕和晕厥症状时及时就医。必要时进行心电图监测，如果 QT 间期延长达危险程度，需停用相关药物，并纠正可能的电解质紊乱。

（李翠兰）

第二节　短 QT 综合征

上面我们讲了 QT 间期延长可以导致恶性心律失常甚至猝死，而 QT 间期缩短也同样可以导致恶性心律失常和猝死。短 QT 综合征是另一种遗传性心律失常，患者平时貌似健康，却有发生猝死的风险。下面进行一下介绍。

一、什么是短 QT 综合征？

短 QT 综合征（简称 SQTS）是一种心电图（ECG）上表现为 QT 间期缩短，患者容易发生室颤或室性心动过速及心源性猝死的心电紊乱综合征，超声心动图检查显示心脏结构正常。上一节已经解释了 QT 间期的含义，QT 间期是心电图上 QRS 波起点至 T 波终点之间的间隔时间。通俗地理解，它就相当于从心室收缩开始到舒张开始之前所经历的整个收缩时间。顾名思义，所谓短 QT 综合征，就是指心脏收缩的时间缩短了。

二、SQTS 患者都有哪些症状？

许多 SQTS 患者有心慌，但是研究表明，以心慌为首发症状的 SQTS 患者还不到所有患者的 1/3，而多数患者的首发症状是致命的恶性心律失常，如频发室早、室颤和室速等。这也是 SQTS 病情凶险的原因，也是引言中提到的为何一些平时看似健康的人会猝死的根源之一。另外，也有接近 1/4 的 SQTS 患者表现为年轻时就发生"孤立性房颤"（指平素没有任何"心脏病"表现，只有房颤这个单一症状）。

三、到底是什么原因导致的 SQTS？

流行病学调查研究曾揭示心电图上 QT 间期缩短的发生率约为 0.1%。同时伴临床症状的 SQTS 是一种遗传性疾病，为常染色体显性

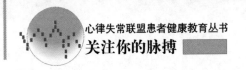
遗传，目前已经发现有 7 个基因以上的变异可能会导致 SQTS 的发生，其确切的发病率还未知。

四、SQTS 如何诊断？

在诊断 SQTS 之前，必须排除一些继发性短 QT 间期现象。短 QT 间期可由发热、高钙血症、高钾血症、心肌病、甲状腺功能亢进、心动过速等原因所致；另外，短 QT 间期还可见于一些运动员、早期复极综合征患者及迷走神经功能失调者。当去除上面提到的这些病因后，QT 间期可能会自行恢复至正常。

心电图检查是诊断 SQTS 最直观的方法，但是，至今国际上对 SQTS 的诊断标准尚缺乏统一认识。不过随着致病基因的不断发现，现在普遍认为将诊断标准定为 $QTc \leqslant 360\,ms$ 比较合理。

当然，最终确诊 SQTS 还有赖于基因检查。心电图检查发现有 QT 间期缩短者，原则上都应该进行基因检查以排除或确定是否患有 SQTS。另外，有近亲发生猝死史的患者也应积极主动到具备基因检查条件与能力的医院进行基因水平的检查。基因检查有助于早期确诊，这对早期进行预防性治疗以及优生优育都至关重要。

五、发现患有 SQTS 以后应该怎么办？

目前，SQTS 的治疗方法仍不明确。由于 SQTS 是一种由基因变异导致的疾病，因而目前尚无根治的措施，治疗的目的在于减少患者的不适以及预防晕厥和猝死等严重事件的发生。

迄今为止，公认的对 SQTS 最有效的治疗措施是安装 ICD，因其可以在 SQTS 发生致死性心律失常时对患者起到保护作用。而具体是否需要安装 ICD，则要视患者的具体情况，包括身体、经济、家族史等情况，由医生决定。至于药物治疗，一些研究表明奎尼丁是治疗 SQTS 较有效的药物，可以在一定程度上延长 QT 间期，使其更接近正常范围。

总之，患有 SQTS 的患者，应在保持心情舒畅、避免情绪波动的基础上，早期主动地配合医生进行预防性的治疗措施，并且定期进行随访，进行心电图复查，以观察疾病的进展情况。另外，为了防止将致病基因遗传给下一代而给家庭带来更大损失，确诊为该病的患者应积极到医院进行遗传咨询。同时要了解、掌握基本的心肺复苏知识和方法，尤其是 SQTS 患者身边的家属、朋友、同事，以便在患者发生致命性心律失常时，把握最佳的抢救时机。

（李翠兰　高元丰）

第三节　Brugada 综合征

在泰国东北部有一种被当地居民称为"Lai Tai"的疾病，患这种病的人多为青年男子，在睡觉时突然死亡。随后在世界上其他地方包括中国，也都发现了类似的病例。1991 年，西班牙学者首次报道了该疾病，后来人们就以首次报道该病的学者的名字将这种疾病命名为"Brugada 综合征"。

一、什么是 Brugada 综合征？

Brugada 综合征（简称 BrS）又称原因不明的夜间猝死综合征（简称 SUNDS）或原因不明的猝死综合征（简称 SUDS），是一类因编码心肌细胞离子通道的基因发生变异而导致心肌细胞复极离子流紊乱，从而诱发多形性室性心动过速或室颤等恶性心律失常的临床综合征。主要特征为患者心脏结构及功能正常，有右胸导联特征性 ST 段抬高，伴或不伴右束支传导阻滞及因室颤所致的心脏性猝死。

二、为什么要关注 BrS？

有 3%～9% 心脏结构功能正常的院外心脏性猝死患者死因为室颤，而其中部分为 BrS 所致。BrS 的发病率约为 5/10 000，且亚洲人群发病率明显高于西方国家，尤以东南亚国家发病率最高。在某些地区，BrS 已成为继交通事故之后 40 岁以下男性死亡的第二大原因。更

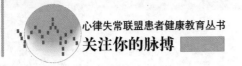
严重的是，大多数患者一发病即表现为猝死，根本来不及预防和救治。

三、BrS 有哪些症状？

BrS 患者平时可无症状，发作前无先兆或诱因，多在夜间睡眠中发作，表现为睡眠中濒死样呼吸，部分患者表现为晕厥或猝死。心电图表现为阵发性室性心动过速和室颤。BrS 有家族遗传倾向，多数患者有心脏猝死家族史。BrS 的特征性表现是心电图上的 Brugada 波，即右胸前 $V_1 \sim V_3$ 导联 ST 段穹窿型抬高。约 20％以上的 BrS 患者有室上性心律失常，包括房颤和预激（WPW）综合征。

四、什么原因会导致 BrS？

BrS 呈常染色体显性遗传，但有 2/3 的患者为散在发病。到目前为止已经发现了 11 个 BrS 的致病基因。这些基因的变异导致心肌细胞上离子通道不能正常工作，产生离子流异常，发出错误的电信号，从而诱发恶性心律失常事件。

五、BrS 与遗传有什么关系？

BrS 多见于散发病例，50％的患者有家族史。目前认为该综合征为常染色体显性（不完全外显）遗传性疾病。我国研究者对国人 BrS 的遗传致病基因筛查发现了 8 个 SCN5A 致病基因变异点，揭示 SCN5A 与我国 BrS 患者发病相关。BrS 外显率较低，即大部分致病基因携带者的心电图可以是正常的，部分携带者无临床症状，甚至在激发条件下心电图仍然正常，这说明 BrS 的表现是多样的。理论上，遗传学检测是确立诊断的标准之一，但由于仅有 20％～25％有临床表型的 BrS 患者能检测出相关致病基因，因此，遗传学诊断与临床还有一定距离。但是基因检查可以早期发现家族成员的患病危险性，从而给予一定的干预和防治，降低和避免猝死事件的发生。

六、如何诊断 BrS?

当出现下列情况时，应考虑 BrS：在心电图 V_1～V_3 导联上多于 1 个导联出现 1 型 Brugada 心电图表现，且伴以下情况之一者，即有记录的室颤、多形性室速、有心脏性猝死家族史（＜45 岁）、家系成员中有 Brugada 1 型心电图改变者、心电生理检查时可诱发室速和（或）室颤、出现晕厥或夜间濒死样呼吸，可诊断为 BrS。若仅有以上心电图特征表现，则称为"特发性 BrS 样心电图改变"。如果不符合以上条件，但具备一个或更多的上述临床表现，特别是用药物能诱发出 Brugada 心电图改变时，我们就需要予以高度重视。某些情况下，电生理检查是决定 BrS 诊断是否成立的关键，因此必要时应行心脏电生理检查。

七、BrS 的危险性评估

危险性评估的目的是发现有猝死高危风险的患者，这对于后期的治疗至关重要。BrS 风险最高的是：①男性；②电生理检查诱发室速和（或）室颤；③自发性特征性 ST 段抬高。有家族史的患者与散发的单个病例相比较，预后并无差异。

八、BrS 该如何治疗?

BrS 治疗的目的在于预防室颤的发生，降低这部分患者的猝死发生率。BrS 诊断和临床特征方面的研究虽然取得了长足的进步，但药物治疗仍无明显进展，缺乏理想的有效药物。当前 BrS 的治疗包括药物治疗和非药物治疗。

 药物治疗

目前证实有效的药物有奎尼丁、异丙肾上腺素和西洛他唑。普鲁卡因胺、氟卡尼、普罗帕酮因可诱发隐匿型 BrS 患者出现心电图典型

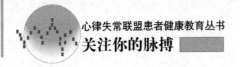
表现和加重症状，故被列为禁用药物。胺碘酮与 β 阻滞剂等其他抗心律失常药对于治疗 BrS 无效。

非药物治疗

植入 ICD 是目前唯一证实对治疗 BrS 有效的方法。对于有症状的 BrS 患者，有 1 型 Brugada 心电图表现且出现过心脏骤停的患者，须接受 ICD 治疗。有晕厥、癫痫或者夜间濒死样呼吸患者，须在仔细排除心外原因后，进行植入 ICD 治疗。对于无症状但心电图表现为 1 型 BrS 的患者，且有猝死家族史并怀疑为 BrS，以及没有心脏性猝死家族史，但心电图表现为 1 型 BrS 的患者，如果电生理检查可以诱发室性心律失常，则应接受 ICD 治疗。ICD 植入对于一部分人并不适合，如婴幼儿，以及因经济原因而不能接受 ICD 植入的患者。

射频消融术和起搏器的治疗效果现在尚缺乏大规模的病例研究，其应用仍有待进一步探讨。

九、BrS 的预后怎么样？

既往有晕厥病史、能诱发持续性室颤、心电图有异常表现的 BrS 患者，约有 27% 可能发生心脏性事件。因此，BrS 患者如能诱发室性心律失常且既往有晕厥病史，常提示预后较差。有症状的患者即使不能诱发室颤，也必须进行保护性治疗。而无症状患者室性心律失常的发生率小于 14%。总的来讲，BrS 的预后较差。

十、注意事项

BrS 患者所有的临床表现都可以归结于危及生命的室速和室颤的发作，其预后较差，应及时识别，尽早给予危险分层和干预。BrS 患者及其家属都应对 BrS 有正确的认识，积极配合治疗，按时随访，监测心电图。已知有家族特异性变异时，对先证者的一级亲属应进行分子遗传学检查，并监测心电图，以便及时发现 BrS 的特异性心电图改变。此外，BrS患者家属应掌握基本的急救知识和方法，以应对猝死事件的发生，给予患者及时的救助，挽救生命。

（李翠兰 葛 庆）

第四节 儿茶酚胺敏感性多形性室性心动过速

儿茶酚胺敏感性多形性室性心动过速是另一种导致儿童和青少年心脏性猝死的重要原因，比长QT综合征和短QT综合征患者发生猝死的风险还要高。那么，什么是儿茶酚胺敏感性多形性室性心动过速？我们又该如何防治呢？

一、什么是儿茶酚胺敏感性多形性室性心动过速？

儿茶酚胺敏感性多形性室性心动过速（简称CPVT）是一种少见却严重的遗传性心律失常，表现为无器质性心脏病的个体在运动或情绪激动时发生双向性、多形性室性心动过速而导致晕厥发作；当这些心律失常自行停止时，患者可自发性恢复；在一些情况下，室速可转为室颤，若无及时心肺复苏，则患者可发生猝死。

二、什么原因可导致CPVT？

CPVT首次发病平均年龄为7～9岁，也有40岁时才发病的报道。CPVT致死率很高，未经治疗的患者80%在40岁前会发生晕厥、室速、室颤，总病死率为30%～50%，14%有家族遗传病史。现在发现CPVT与常染色体遗传有关，包括RyR2基因相关的常染色体显性遗传和CASQ2基因相关的常染色体隐性遗传。目前在这2个基因上共发现了150个变异。RyR2和CASQ2都是编码心肌细胞上钙离子通道相关的基因。正常情况下，心脏节律是由窦房结控制的，其发出信号，指挥心肌细胞上的钙通道释放钙离子。但当心肌细胞中的钙通道变异时，便不再受窦房结的指挥，特别是在运动或情绪激动时，交感神经

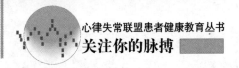
兴奋，引起肾上腺素分泌，使钙离子通道敏感性增加，提前释放钙离子，引起心律失常而导致晕厥或猝死。

三、CPVT 都有哪些表现？

CPVT 具有 3 个典型特征：①心律失常的发生与肾上腺素分泌增多（运动或情绪激动）有关。②发作时心电图上出现特异的双向性、多形性室速，临床症状为晕厥或猝死，而在静息时心电图无明显变异。③心脏结构正常。未经治疗的患者约有 80% 在 40 岁前会发生晕厥、室速、室颤，总病死率为 30%～50%。

四、如何诊断 CPVT？

一个没有心脏结构异常、QTc 也正常的健康个体由于紧张、恐惧或愤怒等急性应激而发生心脏骤停或心室纤颤时，应考虑 CPVT。

诊断依据

运动平板试验可重复诱发室性心律失常，心电图特征为出现特异的双向性、多形性室速。

初步诊断

静息心电图、动态心电图可以监测心律失常的进展，运动负荷试验、儿茶酚胺可诱发 CPVT，电生理检查不能诱发 CPVT。超声心动图、磁共振成像检查显示心脏结构正常。

五、CPVT 需要基因筛查吗？

国内外学者认为，基因筛查有助于 CPVT 的诊断。出现 CPVT 相关的临床症状，特别是有心脏性猝死家族史者，应积极进行基因筛查。

若有家族特异性基因变异，则应对先证者的一级亲属进行基因筛查。检测无症状的家属虽无助于预测发病、病情的严重程度或症状的特异性，但可以指导临床治疗的起始和监护。如果在一个受累家庭成员中已确定引起疾病的基因变异，则产前检查可以预测胎儿是否携带该变异，从而指导优生优育。

六、CPVT 如何治疗？

CPVT 患者的快速型室性心律失常大多是由交感神经活性的突然增强所触发的。目前对 CPVT 的治疗关键是维持最大耐受剂量的 β 受体阻滞剂。此外，任何可能导致恐惧或疼痛的应激都可能触发致命性心律失常。

 β 受体阻滞剂

对于反复在运动中诱发的心律失常可使用 β 受体阻滞剂。目前已证明约 60％的 CPVT 患者可通过使用 β 受体阻滞剂有效地预防晕厥复发。β 受体阻滞剂适用于所有有临床症状的个体和可能有 RyR2 变异而没有心脏事件（晕厥）或运动试验时发生室性心律失常等病史的个体。以最大耐受剂量 β 受体阻断剂长期治疗可防止大多数患者再次发生晕厥。为了避免加重过敏性哮喘，可使用心肌特异性的选择性 β 受体阻滞剂，如美托洛尔。

 植入心脏复律除颤器

反复心脏骤停患者需安装植入式心脏复律除颤器（ICD）。虽然 β 受体阻滞剂有疗效，但这些患者可能需要同时安装 ICD 进行预防，以防止心脏骤停复发。此外，有些患者应用最大耐受剂量的 β 受体阻滞剂也不能完全控制心律失常，可考虑将植入 ICD 作为心脏骤停和（或）猝死的预防措施。

左心交感神经切除术

左心交感神经切除术是通过非开胸手术，切除支配心脏的一些细的交感神经分支，以减少肾上腺素的释放。对通过 β 受体阻滞剂和植入 ICD 仍不能全面预防症状的患者，或者担心 ICD 可能触发新的心律失常而不愿安装 ICD 者，行左心交感神经切除术后再联用 β 阻滞剂可能消除 CPVT 患者的症状。

射频消融治疗

将电极导管经外周血管送入心腔的特定部位，用释放射频电流的方法将产生心律失常的变异传导束和起源点阻断，对起源于右室流出道的早搏诱发的恶性室性心律失常有较好的治疗效果。

钙通道阻滞剂

因为已知的 2 个致病基因都影响钙离子，所以理论推测钙通道阻滞剂可能有效。钙通道阻滞剂与 β 受体阻滞剂联合应用的疗效优于单纯应用 β 阻滞剂。

氟卡尼

氟卡尼可抑制 RyR2 受体，阻断钙通道开放状态，从而抑制致心律失常的钙波和减少钙火花量，可能是治疗 CPVT 的新策略。

七、注意事项

已确诊的 CPVT 患者，至少应当每 6～12 个月（取决于疾病的严重性）去医院 1 次，并根据具体情况调整药物剂量和治疗方案。由于运动和情绪激动可诱发 CPVT 发作，故应尽量避免竞技体育活动和其他剧烈运动，养成良好的生活习惯，树立积极、乐观的生活态度，正确认识疾病。对于患者亲属风险的评估，由于治疗和监测可降低已知致病基因变异个体的发病率和病死率，所以如果已知有家族特异性基因变异，则应对先证者的一级亲属进行分子遗传学检查；如果家族特异性基因变异未知，则对患者所有的一级亲属，都应给予静息心电图、动态心电图检查以及运动试验评估。对于有 CPVT 患者的家族，应进行遗传咨询，指导生育。由于 CPVT 患者有猝死风险，所以患者的亲属及朋友应掌握基本的急救知识和方法，如心肺复苏。

（李翠兰　葛　庆）

第五节　房室传导阻滞

诗人白居易曾经在一首祭奠亡友的诗中夸奖这位友人"公独何人，心如止水"。我们知道，"心如止水"是说一个人的心态平和，是夸奖一个人的心理境界高。但是，从一名心脏内科医生的角度来看，心脏太"平静"了可不见得是好事。想想您家中是否有心跳缓慢的老人？您是否曾经在健康体检时被告知"右束支传导阻滞"，却并未得到对这个诊断的合理解释？所谓"右束支传导阻滞"是否会影响寿命，这到底是不是一个"病"？要知道，这可能意味着您可能患有或者将来会患一种叫做房室传导阻滞的疾病。希望接下来的文字能够解开您的疑惑。

一、什么是房室传导阻滞？

首先，要知道心脏是一个复杂而有序的器官，它之所以能有序而且稳定地跳动，完全依赖稳定的电信号在一条稳定的类似于"电线"的通路上依次传导，以此控制心脏的收缩舒张活动。在传导过程中，电信号要通过一个叫做房室结的部位（图 4-5-1），而房室传导阻滞（简称AVB）便意味着这个中转站出了问题，导致正常的"电流"不能按时传导到心室，使心跳减慢甚至停跳，从而导致临床上出现心率减慢甚至晕厥和猝死。房室结向下分为左、右两个主要的束支，而由于生理原因，右束支更容易发生阻滞。当阻滞部位仅限于右束支时，便会在心电图上观察到相应的改变，也就是所谓的"右束支传导阻滞"。

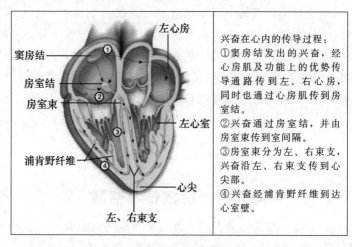

图 4-5-1　兴奋在心内的传导过程

二、什么原因导致房室传导阻滞？

健康年轻人中单纯右束支传导阻滞者并不少见，男性发病率约为1.31％，女性约为0.64％。流行病学研究结果提示，单纯右束支传导阻滞大多属于家族性心脏传导障碍，而老年人新发生的右束支传导阻滞常因心肌缺血、慢性阻塞性肺疾病等后天因素引起。一般情况下，右束支传导阻滞比较稳定，较少会进一步发展为房室传导障碍。但有家族遗传因素存在时，发展为双束支传导阻滞和完全性房室传导阻滞的患者比例则较高，进而可出现比较严重的症状，如晕厥和猝死。

多数研究结果认为，慢性房室传导阻滞最常见的病因依次为：特发性双束支纤维化（占50％）、冠心病（占20％～30％）、钙化性阻滞（占5％～10％）和心肌病（占5％～10％）。所谓特发性疾病，就是病因尚未明确，但是有遗传倾向的疾病。因为 AVB 的发生，尤其是当一个家庭中有多人出现时，需要高度怀疑是由遗传因素导致的。

三、房室传导阻滞患者有哪些症状？

临床表现差异较大，多数患者表现为心跳缓慢，有些患者可完全无症状，也可以有呼吸困难、气促、心绞痛或晕厥等表现，少数患者甚至以突然死亡作为首发症状。

四、房室传导阻滞如何诊断？

心电图（ECG）是最直观的检查方法，可于疾病发展的早期发现心电图的改变。如果通过超声心动图、冠状动脉造影、心脏核素检查等确定或排除冠心病、扩张型心肌病、心肌炎等可能引起的 AVB，且发病年龄较早（＜40 岁）的话，则提示有很大可能会遗传给下一代。因此，如果发现有心电图的改变，在排除其他可能的疾病之后，即使尚无症状，也建议患者到有能力进行基因筛查的大型综合医院进行基因检查。因为遗传性 AVB 的症状可能会到一定年龄才出现，而基因变异则可以确定是否患病，以便进行早期治疗。另外，由于该病具有遗传性，所以从优生优育角度来说，也要把其列为一个需要考虑的因素。

五、房室传导阻滞如何控制和治疗？

如果是由于其他器质性心脏病引起的 AVB，则需首先治疗原发疾病。如果确定为遗传性疾病，由于目前尚无直接针对基因变异进行治疗的药物，因此，治疗目标是将心率控制在正常水平，并采取措施防止晕厥和猝死等严重症状的发生。

（一）药物治疗

由于抗心律失常药本身也会产生致心律失常的作用，因此，为维持心率而采用抗心律失常药物时，有些药物虽然可以使用，但是必须在密切监控的基础上在医生的指导下谨慎使用，切不可自行根据"说明书"就服用可以加快心率的药物，尤其是伴有其他器质性心脏病的患者。

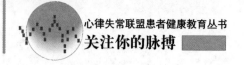
（二）器械植入术

1. 双腔起搏器　首先要知道，并非发生晕厥时才需要植入起搏器，因为在某些情况下（如当发生间歇性二度或三度房室传导阻滞时），虽然没有症状，但是由于心脏的生理原因，患者也是有猝死危险的，所以此时不需伴有相关症状就应积极植入起搏器。

2. 体内心律转复除颤器（ICD）　部分 AVB 患者发生高度或三度房室传导阻滞后，常有晕厥发生。引发晕厥的原因有两种，一种是由缓慢心律失常引起的，需要安装起搏器；另一种是因心率过慢后继发快速恶性室性心律失常，这部分患者植入 ICD 后猝死率可明显降低。

总之，不能通过自己的主观感觉而简单地拒绝药物或者起搏器植入治疗。当然，也不能过分担心而主动寻求不必要的治疗，尤其是起搏器和 ICD 治疗。因为起搏器和 ICD 是需要终身对其进行维护和处理的，会给生活带来极大的不便，所以在作出最终的选择前，最好到一些比较正规的医院，寻求专业心内科医生的详细评估和建议，然后再作决定。

六、注意事项

AVB 的发病与遗传基因变异或基因变异密切相关。有 AVB 家族史的人群或个体，应视为 AVB 的高危患者，定期进行心电图检查对于早期发现 AVB 有至关重要的意义。对于已确诊患有遗传性 AVB 的患者及其家属，在决定怀孕前，应到一些专业的大型综合医院进行基因检查，以便获得遗传指导，避免 AVB 患儿的出生。

对确诊为 AVB 的患者，应指导他（她）们改变不良的生活习惯，保持乐观的生活态度，科学地对待疾病。建议长期随访，进行动态心电图监测等评价病情，及时发现具有高度猝死危险的患者，及早防治，避免病情进一步恶化或者发生严重的后果。同时要了解、掌握基本的心肺复苏知识和方法，尤其是 AVB 患者身边的家属、朋友和同事，以期最大限度地降低猝死发生率。

（李翠兰　高元丰）

第六节 预激综合征（WPW 综合征）

一、什么是预激综合征（WPW 综合征）？

预激综合征，又称 WPW 综合征。预激是心房与心室间激动变异传导的一种现象，冲动沿"附加旁路"下传，提早兴奋心室肌，导致早兴奋的心室肌提前激动与收缩，并常合并阵发性室上性心动过速发作。WPW 综合征是一种少见的心律失常，诊断主要依靠心电图。

了解 WPW 综合征，首先我们必须要认识心脏正常的激动传导顺序和路径（图 4-6-1）。第一章中已经介绍过了，这里简单重复一下。正常情况下，心脏电激动是由心脏的"司令部"即窦房结发出的。电激动在窦房结产生后，随即通过结间通路和普通心房肌传递，然后抵达心房到心室的传导通路。正常心脏从心房到心室的传导通路只有一条，在此通路上有一种称为"房室结"的组织结构，对电激动从心房向心室的传导有一定的延缓作用，使心脏搏动不至于过快。电激动经过房室结

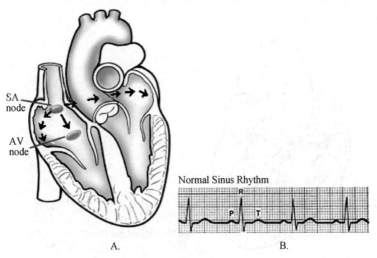

图 4-6-1 正常心脏节律的传导通路示意图和窦性心律的心电图表现

SA node：窦房结；AV node：房室结；Normal Sinus Rhythm：正常窦性节律

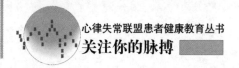
的延缓，抵达希氏束后传导再加速。束支与浦肯野纤维的传导速度极
为快捷，使得全部心室肌几乎同时被激动，并完成一次心动周期，从
而引起心脏收缩，行使心脏射血泵的功能。

WPW综合征是室上性心动过速的一种类型。WPW综合征患者的心
脏除了正常的传导通路之外，还残留了其他通路，称之为附加旁路。旁路
由正常心肌肌束构成。在心脏胚胎发育早期，心房与心室肌之间有心肌相
连，随着心脏的发育而退化。若退化失败则成为心房与心室之间电传导变
异的解剖基础，也是心电图上窦性心律时出现心室提前激动的基础。

心脏电激动从心房向心室传导时，不仅会"走"正常的通路——
房室结，而且还会"走"附加旁路。附加旁路没有房室结对电激动传
导的延缓作用，因此无论兴奋在心房传导有多快，均可经附加旁路传
导至心室，引起心室肌正常兴奋顺序的改变，其结果是心电图异常
（QRS波群畸形、起始部分有预激波），以及频率很快的心室收缩，给
患者带来潜在的风险（图4-6-2）。在某些特定条件下，心房、正常通
路、心室与附加旁路可形成一个折返环路，心脏电激动在这个环路上
无休止地循环往返，可引起频率非常快的心动过速发作，称之为阵发
性室上性心动过速。约50％的预激综合征患者存在阵发性室上性心动

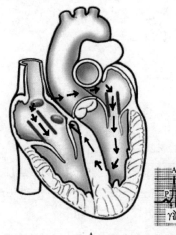

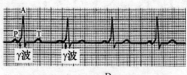

A.   B.

图 4-6-2　WPW综合征的传导通路示意图及心电图表现

过速发作。某些患者同时还伴有房颤，此种情况特别应该予以注意，因为预激综合征合并快速心室率的房颤很容易恶化成一种致命性的心律失常——室颤，从而导致患者猝死。

二、WPW 综合征的发病率

WPW 综合征发生率平均为 1.5‰，可于任何年龄经体检心电图或因发作心动过速而被发现，高发年龄为 30～40 岁。WPW 综合征同时也是婴儿及青少年、儿童快速型心律失常最常见的原因之一。

WPW 综合征为散发性或先天性（出生时即存在）。大多数 WPW 综合征呈散发性，发病率为 0.1‰～3.1‰。男性与女性相比，具有更高的发病率及多个附加旁路的发生率。某些 WPW 综合征具有遗传性。父母心脏的附加旁路可以遗传给下一代子女。有数据表明，WPW 综合征患者一级亲属的发病率高达 5.5‰。7%～20%的 WPW 综合征患者可同时合并其他先天性心血管疾病，如三尖瓣下移畸形、二尖瓣脱垂、心肌病等。

三、WPW 综合征患者有什么临床症状？

大多数患者出现临床症状的年龄为 11～50 岁。WPW 综合征患者的临床症状包括下列症状的一种或多种：①心慌：即患者有心前区心跳突然加快的感觉；②头晕：患者感头晕目眩，甚至晕倒；③胸闷、呼吸困难；④焦虑；⑤心脏骤停，甚至猝死。部分预激综合征患者可无任何临床症状。

四、WPW 综合征如何诊断？

以下检查结果有助于 WPW 综合征的诊断：

典型预激综合征通过心电图检查就可以发现。有些患者需要进行心脏电生理检查才能发现。

医生同时会询问以下问题，以决定治疗方案。

（1）您有过心慌吗？

（2）您原来有没有得过房颤？

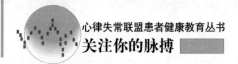
（3）您原来有没有晕倒过？

（4）您或您的家族成员有没有心脏骤停史？

（5）您的职业是运动员吗？

（6）您是否从事高危职业，如司机、高空作业的建筑工人等？

五、WPW 综合征如何治疗？

预激综合征的治疗方案取决于心律失常的类型、发生频率以及相关的临床症状。

观察随访

如果没有任何临床症状和表现，可以不予以治疗。医生会选择对患者进行常规定期的随访，而不需要进行治疗。

刺激迷走神经

预激综合征伴有心动过速发作时，可采用刺激迷走神经的方法，如深吸气后屏气，刺激咽喉部诱发恶心、呕吐，按摩颈动脉窦等动作可以终止心动过速发作。如果上述方法仍不能够终止心动过速，就需要到医院应用抗心律失常药。

药物

许多种抗心律失常药能够终止心动过速的发作。由于个体差异，需要尝试若干种药物及不断调整药物剂量来找出哪种药物最适合于患者。

电复律

预激综合征患者发作房颤、房扑时若伴有晕倒或低血压，应该立即采用电复律治疗。

 射频消融

　　预激综合征患者如果存在以下情况，则建议其通过射频消融介入治疗：①合并心动过速；②合并房颤；③无心动过速，但是从事高危职业者。射频消融介入治疗是一种微创手术，采用外周血管穿刺的方法，将多个直径较小的心脏电生理检查和治疗导管通过静脉或动脉送入心脏的多个部位，进行心脏电生理检查与标测，找出附加旁路在心脏中的位置，然后将高频的电能量通过消融导管传递到心脏附加旁路的位置，将其消融，从而达到根治的目的。由于射频消融介入治疗创伤小、风险低、疗效显著，所以近年来射频消融治疗本病取得了很大的成功，且其死亡率很低，从而提供了一个治愈心动过速的途径。射频消融治疗可考虑在早期应用，已可取代药物治疗。

六、患有 WPW 综合征，如何就医?

　　在被诊断为预激综合征后，患者不要存在很大的心理负担与顾虑。并不是所有的预激综合征都需要治疗，如果没有任何临床症状和表现，且不是高危职业从事者，只需要定期观察随访即可，而不需要进行任何治疗。预激综合征伴有心动过速急性发作时，可以采用刺激迷走神经的方法进行终止，无效时需要到医院应用抗心律失常药。对于心动过速发作频繁者及从事高危职业的预激综合征患者，建议择期进行射频消融介入手术进行根治。对于预激综合征发作房颤、房扑时伴有晕倒或低血压的患者，应该立即采用电复律治疗，心律转复后尽快积极进行射频消融介入手术根治。

（洪　葵　胡金柱）

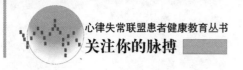
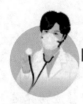

第五章

心肌病与心律失常

心肌病包括肥厚型心肌病（HCM）、扩张型心肌病（DCM）、限制型心肌病（RCM）、致心律失常性右室心肌病（ARVC）和一些未分型的心肌病，如左室心肌致密化不全等。这些疾病部分与遗传有关，部分与感染有关，部分原因不明。各种心肌病均可导致心律失常，有些主要表现就是心律失常。

第一节　致心律失常性右室心肌病

一、什么是致心律失常性右室心肌病？

致心律失常性右室心肌病又称致心律失常性右室发育不良/心肌病（ARVD/C）是一种遗传性心肌病，以右心室功能障碍及室性心律失常为主要特征，是运动员猝死常见的病因，尤其是年轻人和运动员。室性心律失常包括室性期前收缩、室性心动过速和室颤。ARVC 的病理特征是右心室的心肌萎缩和纤维被脂肪组织替代（图 5-1-1）。

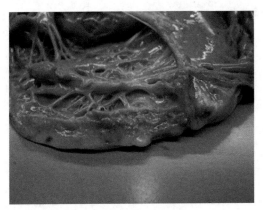

图 5-1-1　ARVC 病理标本
心肌组织被脂肪组织代替

二、什么原因引起致心律失常性右室心肌病？

　　本病可发生于任何年龄，常见于中青年，男女发病率之比为2~3：1。根据临床研究和参加体育运动前的筛查资料，估测 ARVC 在一般人群中的患病率为 1/5 000 至 1/1 000。其中，50%~70%的病例具有家族性，主要为常染色体显性遗传。大多数患者的死亡年龄小于 40 岁。疾病表型多样性并与年龄相关。所以对临床上已确诊的患者，对其进行家族临床和分子遗传学筛查很有必要。

二、ARVC 患者有何症状？

　　患者的主要临床表现：发生右心室起源的心律失常，患者常感觉心慌、头晕甚至晕厥，活动或情绪激动后加重，极少数以猝死为首发症状。心电图提示室性期前收缩、室性心动过速及室颤；右心衰竭。

三、如何诊断 ARVC？

　　怀疑 ARVC 的患者应该进行 12 导联心电图以及动态心电图检查进行评估。ARVC 的临床特征缺少特异性，单一检查很少能作出诊断，主要依靠超声心动图、心脏磁共振成像和心电图进行诊断。来自右心室的心律失

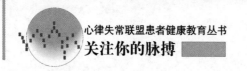

常，有疾病家族史或家族成员发现遗传基因变异可以考虑诊断。

四、ARVC患者需要做基因筛查吗？

因为致心律失常性右室心肌病部分与遗传相关，所以基因筛查可以帮助诊断并发现家族中无症状患者，达到早期干预和早期治疗的目的，指导优生优育。

五、ARVC患者的生活方式有限制吗？

劳累、情绪激动等是 ARVC 患者出现恶性室性心律失常和猝死的重要促发因素。因此，对所有确诊 ARVC 的患者，均不鼓励其参加竞技性运动或耐力训练。

六、ARVC如何治疗？

目前治疗的重点是抗心律失常，预防猝死；当患者出现心力衰竭时，予以纠正。治疗的主要目的是降低心律失常的发生率、防止猝死、提高生活质量、降低病死率。

药物治疗

药物治疗包括预防心律失常和纠正心力衰竭。索他洛尔和 β 阻滞剂是治疗 ARVC 室性心律失常的常用药物，索他洛尔的疗效优于 β 阻滞剂。临床证实应用 β 受体阻滞剂可降低 ARVC 患者猝死的危险性。胺碘酮可用于辅助治疗。对心功能不全的患者可以进行标准的抗心力衰竭治疗。

植入式心脏除颤器（ICD）

ARVC 患者如果有恶性心律失常、心脏骤停以及药物难治性持续性室速或室颤，应植入 ICD。

导管射频消融

近年来随着技术的迅猛发展，射频消融治疗 ARVC 已经成为临床研究的热点。但射频消融不是长期治本的措施，ARVC 的心律失常多灶性位点决定了它的复发性，故射频消融仅是一种姑息性治疗或 ICD 的辅助治疗。

手术治疗

外科右心室分离术阻止右心室起源的室速或室颤波及左心室，从而有效预防低血压和猝死。该手术适用于药物治疗无效的致死性心律失常患者。结合术中标测的室速起源部位，可施行右心室局部病变切除术、心内膜电灼剥离术；对病变广泛者还可以进行完全性右心室离断术；对难治性反复发作的室速或室颤以及顽固性慢性心力衰竭患者，心脏移植是最后的选择。

（洪 葵 周素贞 徐 臻）

第二节 肥厚型心肌病

一、什么是肥厚型心肌病？

肥厚型心肌病（简称 HCM）是一种以心肌重量增加，尤其是非对称性、弥漫性或节段性左心室异常肥厚为典型改变的原发性心肌病，可导致心脏泵血功能障碍以及心肌电紊乱（图 5-2-1）。

二、什么原因导致 HCM？

HCM 患者的发病率约为 0.2%，平均发病年龄为 38±15 岁，可

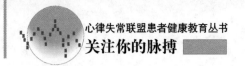

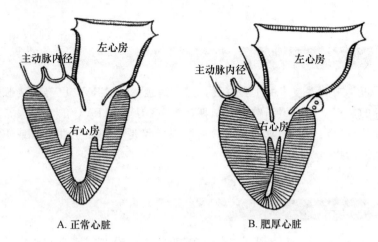

A. 正常心脏   B. 肥厚心脏

图 5-2-1　正常与肥厚心脏的比较

在婴幼儿至高龄的任何年龄段发病，男女比例约为 2：1，病死率为 1%～2%。其中，55% 的 HCM 患者具有家族遗传病史，约 75% 为常染色体显性遗传。目前，至少已发现了 20 个基因的 1 000 余个变异位点。此外，也有部分无家族或遗传证据的散发型病例，其病因尚不明确。

三、HCM 患者有哪些症状？

患者的临床表现差异较大，有些可完全无症状，也有些以呼吸困难、气促、心绞痛或晕厥等表现为主，少数患者甚至以突然死亡作为首发症状。主要临床表现为心力衰竭、心律失常和卒中。多数患者体格检查结果正常，约 25% 患者可听到心脏杂音。

四、HCM 如何诊断？

 超声心动图

超声心动图目前被认为是简捷、经济且最有诊断价值的检查方法。

心脏磁共振成像（CMR）

CMR 是一种具有优质空间分辨力，不受胸壁骨骼和肺含气组织影响的非侵入性检查方法，是目前最敏感、可靠的无创诊断方法。与超声心动图相比较，CMR 可提供心肌及左心室重构的三维数据，更能精确显示左心室的肥厚程度，因此，对于评价 HCM 患者的左心室重构及心功能变化具有重要的临床意义。然而，该检查存在费用较高、成像时间较长等问题，同时对安装起搏器、假肢、人工关节、钢针的患者均不能进行，故其应用具有一定的局限性。

心电图

HCM 患者心电图异常，但缺少特异性。

24 小时动态心电图（Holter）

Holter 是指 24 小时长时间连续记录的体表心电图，俗称"背盒子"。能对心律失常等作出定量分析，明确症状与心电图改变的关系。

心导管检查

心导管检查指自外周血管插入导管至心腔进行的一项侵入性检查，可评价疾病的严重程度。

五、HCM 患者需要做基因筛查吗？

国内外专家最近提出，基因筛查有助于 HCM 的诊断，并可早期发现家族中貌似健康但患病的患者，指导优生优育。

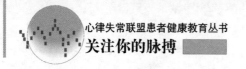
六、HCM 患者有猝死风险吗？

HCM 猝死好发于年龄小于 30 岁者，因此有必要积极完善危险评估，包括详细询问病史、家族史，进行体格检查、12 导联心电图、超声心动图、动态心电图监测及运动试验。HCM 猝死的高危因素：①有心脏骤停、持续性室性心动过速、室颤病史；②有心脏性猝死家族史；③有晕厥史；④动态心电图证实有室性心动过速；④最大左心室壁厚度≥30 mm。

七、HCM 患者可以参加剧烈运动吗？

HCM 患者可以参加低强度的运动，但不应参加剧烈的竞技运动，以降低心脏性猝死的发生率。对于有 HCM 家族史的患者，应行基因学筛查，确定其所携带的变异基因，并及早告知，定期复查评估。

八、HCM 如何治疗？

本病的治疗目标为缓解症状和控制心律失常、提高生活质量、预防心脏性猝死的发生。目前的治疗方法包括药物治疗和非药物治疗。

 药物治疗

药物治疗的目标是减小流出道的压力梯度，减轻心脏负荷，从而改善心功能、缓解症状及预防并发症。β 阻滞剂、钙拮抗药和丙吡胺是改善心功能、缓解症状的常用药物。β 阻滞剂是治疗 HCM 的首选药物，但使用剂量较大时应注意其不良反应。当不能应用 β 阻滞剂时，可选用钙拮抗药（维拉帕米）。当 HCM 合并房颤时，治疗目标是将房颤转复并维持窦性心律或控制房颤的心室率，还应积极抗凝治疗，预防血栓栓塞事件的发生。

间隔心肌消融术

不开刀，将乙醇（酒精）通过导管经由动脉送到心腔，对肥厚的心肌间隔进行消融，从而降低因心脏间隔肥厚而导致的血液排出减少所引起的症状，如晕厥、心绞痛或心功能不全（NYHA Ⅲ/Ⅳ 级）等。

器械植入术

（1）双腔起搏器（DDD）植入术：适用于药物治疗症状无改善、有梗阻的患者。伴窦房结功能不全或房室传导阻滞时，应植入 DDD。

（2）植入式心脏复律除颤器（ICD）植入术：HCM 患者发生晕厥和猝死的原因很多，最常见的则是心电活动不稳定所致的恶性室性心律失常，因而及时终止恶性室性心律失常可以有效降低患者的猝死发生率。目前，临床上越来越广泛地应用 ICD 预防 HCM 患者猝死的发生。

外科手术

有梗阻且伴有明显症状，经内科治疗无效的患者，可进行室间隔部分心肌切除术和室间隔心肌剥离扩大术。

九、注意事项

HCM 的发病与遗传基因变异或基因变异密切相关。有 HCM 家族史的人群或个体，应被视为 HCM 的高危患者。应对这类人群及其直系亲属进行有关方面的卫生、医疗知识的宣传教育，定期行心电图、超声心动图等相关检查，以便早期发现家族中其他的 HCM 患者，并指导他（她）们及时就医及进行遗传咨询。对于确诊为 HCM 或有猝死史的家族成员，在妊娠期可进行基因筛查，避免 HCM 患儿的出生。

对确诊为 HCM 的患者，应指导其改变不良的生活习惯，保持乐

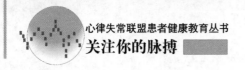
观的生活态度，科学地对待疾病。无论有无症状，均应避免剧烈运动、持重物或屏气等，以防止晕厥及猝死的发生。建议长期随访，定期做超声心电图、动态心电图监测等评价病情，及时发现具有高度猝死风险的患者，及早防治，摆脱对猝死的无奈和尴尬。同时要了解、掌握基本的心肺复苏知识和方法，尤其是 HCM 患者身边的家属、朋友和同事，以期最大限度地降低猝死发生率。

（洪　葵　熊琴梅　周素贞）

第三节　扩张型心肌病

一、什么是扩张型心肌病？

扩张型心肌病（简称 DCM）是一种十分常见的心肌病，以左心室或双侧心室扩张并伴有心脏收缩泵血功能受损为特征，是心力衰竭的常见病因。由于患者心脏扩大、心室壁变薄、心肌收缩力减弱而无法像正常心脏那样为机体组织提供足够的血液，临床上主要表现为进行性心力衰竭、心律失常、血栓栓塞，甚至发生猝死，且上述表现可发生于病程的任何阶段。流行病学调查发现，DCM 的发病呈世界性分布，在热带、亚热带地区高发，并与年龄、性别和种族有关，具有家族聚集性的特点。本病任何年龄均可发病，甚至包括婴幼儿，以 30～50 岁为多见，且所有年龄组男性发病率高于女性，男女之比为 3.4∶1。目前，该病病因不明，且缺乏安全、有效而特异的治疗手段，患者一旦发生充血性心力衰竭，则预后不良，病死率较高。

二、什么原因导致了 DCM？

大家可能都有疑问，是什么导致了 DCM 的发病？其实，大多数 DCM 患者的病因至今尚不明确。目前发现本病可能与家族遗传、病毒感染、免疫因素变异、围产期、中毒等因素有关。已知有 30 多个基因与 DCM 致病有关，遗传模式包括常染色体显性遗传、隐性遗传、X-连锁遗传和线粒体遗传。除家族遗传因素以外，持续病毒感染在该病的发病机制中也同样占有较重要的地位，最常见有柯萨奇病毒、孤儿病毒（ECHO）、流感病毒、腺病毒、人类免疫缺陷病毒（HIV）等。长期随访发现，6%～48%急性病毒性心肌炎可以演变为 DCM，但其确切机制尚未阐明。此外，长时间暴露于有毒环境中，如嗜酒、应用化疗药物、滥用可卡因、缺乏微量元素等亦可引起心脏扩大、泵血功能受损，导致 DCM 的发生。了解 DCM 的这些病因及危险因素，对于进一步防治具有一定的指导意义。

三、DCM 患者有什么症状？

DCM 起病隐匿、进展缓慢。患者早期可没有症状，中晚期出现心力衰竭和心律失常的症状，如疲劳、乏力、心慌、胸闷、气促、呼吸困难，甚至出现端坐呼吸、水肿、腹胀、食欲缺乏等。部分患者还可发生血栓栓塞和猝死事件。

四、如何诊断 DCM？

临床医生需要根据上述临床表现及体征，结合病史、家族史及相应的辅助检查，还须排除风湿性心脏病、先天性心脏病、高血压心脏病、肺源性心脏病等，尤其注意与缺血性心肌病相鉴别，必要时行冠状动脉造影，方可确立扩张型心肌病的诊断。除了进行常规实验室检查外，尚需进一步行辅助检查，主要包括以下几项。

 超声心动图

超声心动图对 DCM 具有重要价值，也是一项最基本的常规检查。超声心动图可以检测收缩期或舒张期心脏大小、室壁厚度、左心室射血分数（LVEF）、左心室舒张功能、肺动脉压等。扩张型心肌病的典型超声心动图特征可以概括为"一大、一小、一薄、一弱"，即心脏扩

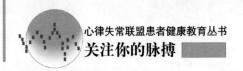
大、二尖瓣开放幅度小、心室壁变薄、室壁运动普遍减弱。此外，通过检测超声心动图，不难排除心包疾病、瓣膜疾病、先天性心脏病、肺源性心脏病等。

心电图

DCM 患者的心电图异常，表现以多样性、复杂性而又缺乏特异性为特征。

胸部 X 线检查

可以了解心脏大小，有无心衰表现。

磁共振成像（MRI）

MRI 对心肌病患者的心脏结构、心室容量、心室壁厚度以及重量的定量检查结果较为准确，可用于治疗效果的评价。

心导管和心血管造影

主要是为了与冠心病导致的心脏扩大相鉴别。

五、DCM 患者需要做基因筛查吗？

目前国内外专家认为，基因筛查对 HCM 具有辅助诊断价值，可早期发现家族中的无症状患者，指导优生优育。

六、如何治疗 DCM？

目前，临床上缺乏治疗扩张型心肌病有效而特异的办法，因而对该病患者的主要治疗目标在于缓解症状、改善心功能、预防并发症，以及阻止或延缓病情进展、提高患者生存率。

 药物治疗

以血管紧张素转换酶抑制药（ACEI）、β阻滞剂、利尿药及血管紧张素受体拮抗药治疗为主。ACEI（如培哚普利）能不同程度地降低心力衰竭患者的病残率和病死率，改善其预后。治疗宜从小剂量开始，逐渐增加至最大耐受量或目标剂量。当患者有禁忌证或不能耐受ACEI时，可选用血管紧张素Ⅱ受体拮抗药（如缬沙坦）替代。β阻滞剂（如美托洛尔）能明显改善充血性心力衰竭患者的症状，提高生存率。由于合并房颤或心腔扩大，心室壁易形成附壁血栓，因此有必要对DCM高危患者（合并房颤且既往有血栓栓塞、LVEF极低、心腔内证实有附壁血栓）进行抗凝治疗。华法林是最常用的抗凝药，需严格监测国际标准化比率（INR）及凝血酶原时间（PT）。

 器械植入

（1）心脏再同步化治疗：左心室射血分数（LVEF）≤35%，心功能差，经内科药物治疗仍有心功能不全的患者，建议行心脏再同步化治疗。

（2）植入ICD治疗：对有过心脏骤停、室颤、室速伴反复晕厥，经抗心律失常药物治疗仍有症状发作的患者，推荐行ICD植入治疗。

 外科手术

对于药物治疗无效的扩张型心肌病患者，可推荐行外科手术治疗。目前，国内逐渐尝试开展心脏移植、动力性心肌成形术、部分左心室切除术、左室辅助装置等外科方法用于内科治疗无效的患者。迄今为

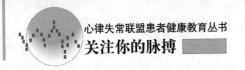
止，心脏移植是公认的最有效的治疗方法，但由于存在供体缺乏、费用昂贵、术后感染与排斥反应等问题，其在国内广泛开展还有待时日。

七、DCM 患者的预后如何?

本病病程长短各异，病程短者可在发病后 1 年内死亡，长者可存活 20 年以上。其预后主要取决于心脏扩大程度、是否伴有难治性心力衰竭或严重的心律失常。患者的死亡原因多为心力衰竭、严重心律失常和血栓栓塞，也有不少猝死的案例。

八、DCM 患者平时需要注意什么?

纠正病因及诱因

患者如营养缺乏，则应予加强营养以纠正。长期大量饮酒者须戒酒，治疗恢复后如因再饮酒而复发，则更难治疗。女性患者即使病情好转也不宜妊娠，应采取避孕或绝育措施。上呼吸道感染是诱发扩张型心肌病加重的最常见诱因，因此适时防寒、保暖格外重要，注意预防呼吸道感染。应注意休息、避免劳累，因为休息能减轻心脏负担，促进心肌功能恢复，但不主张彻底卧床休息。根据心功能状况，患者可进行适当的体力和脑力劳动，注意劳逸结合，以不发生症状为宜。

饮食原则

在积极配合医生进行药物治疗的同时，健康的饮食也很重要。一般采用低热量饮食，少量多餐，每餐不可过饱，晚餐应尽量少吃，以减轻心脏的负荷；同时应补充蛋白质，膳食宜平衡、清淡和富有营养；避免过冷、过热和刺激性食物的摄入；严格限制钠盐摄入，应坚持低盐饮食的标准，一般控制食盐在 5 g/d 以下，病情严重者控制在 1 g/d 以下；注意其他电解质（如钾、镁）的摄入。

宣传教育和照顾

　　医务人员应指导患者及其家属了解该病的相关知识，向他（她）们介绍治疗和预防危险因素的方法，教会观察病情变化。如出现严重呼吸困难，平卧时加重，大汗淋漓，可能为严重心功能不全，此时患者应取坐位或半坐卧位，向医疗急救中心打电话求助或以最安全、平稳、快速的交通工具送往附近医院。同时，应尽可能让更多的人掌握最基本的心肺复苏急救知识和技术，最大限度地降低猝死发生率。引导其积极、主动进行基因筛查，早期发现家族中的无症状患者并早期治疗，指导生育健康的下一代。除此之外，还应给予患者精神支持、治疗和护理，使其保持良好心境，积极配合治疗。最终使患者活动耐力逐渐增加、症状得以改善、生活质量得到提高。

（洪　葵　熊琴梅　周素贞）

第四节　心肌致密化不全

一、什么是心肌致密化不全？

　　心肌致密化不全又称海绵状心肌，是一种罕见的原发性心肌疾病，是以心室内异常粗大的肌小梁及交错深陷的小梁间隐窝为病理特征的一种遗传性心肌病。

二、什么原因导致心肌致密化不全？

　　男性发病率高于女性，82％的心肌致密化不全患者可合并神经肌肉疾病。心肌致密化不全的具体发病机制尚未明确，目前认为与心肌在胚胎期致密化过程异常相关。心肌致密化不全的家族性发病约占44％，基因学研究认为常染色体显性遗传是其主要的遗传方式。其发

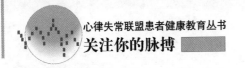

病也可能与 X-连锁隐性遗传及肌小节蛋白基因变异有关。

三、心肌致密化不全患者有什么症状？

心肌致密化不全见于儿童及成年人，首发年龄跨度大，且发病时间越早，患者预后越差。其临床表现缺乏特异性，多数患者起病隐匿，早期无明显的临床症状，随着病情的进展，约 75% 患者可出现心力衰竭、心律失常和血栓形成，若血栓脱落则可造成血栓栓塞。大部分心肌致密化不全患者伴有不同程度的神经肌肉疾病，少数患者可伴有面部发育不良，如前额突出、低位耳、高颧弓等。

心力衰竭是心肌致密化不全患者就诊的主要原因，表现为不同程度的收缩和舒张功能不全。患者可出现心慌、气促、呼吸困难等征象。

多数心肌致密化不全患者可发生不同类型的心律失常，其中以束支传导阻滞及室性心律失常为多见。大多数室性心律失常是致命性的。

致密化不全心室的粗大肌小梁隐窝内血流缓慢，易形成附壁血栓。若附壁血栓脱落，则可造成体循环血栓栓塞事件。

四、如何诊断心肌致密化不全？

1. 超声心动图　是诊断心肌致密化不全的常规影像学检查。

2. 心脏磁共振成像（MRI）　是诊断心肌致密化不全更敏感的影像学检查方法。

3. 心电图　心电图示 T 波异常，伴有 QT 间期显著延长。

4. 左心室造影

5. 心内膜心肌组织活检

五、心肌致密化不全如何治疗？

目前对心肌致密化不全无特异性治疗方法，治疗原则主要是对症治疗。对心力衰竭患者应给予利尿、扩血管、强心等抗心力衰竭治疗；对心律失常患者应给予相应的抗心律失常治疗；对心肌致密化不全患者应长期进行抗凝治疗，以预防血栓栓塞事件的发生。治疗方法包括药物治疗、器械植入治疗及外科手术治疗等。

 药物治疗

若患者临床表现为胸闷、气促、呼吸困难等心力衰竭征象，则应给予利尿、扩血管及强心等抗心力衰竭治疗。美托洛尔（倍他乐克）可以有效预防猝死的发生；ACEI 类药物可改善预后。有研究表明，卡维地洛有助于改善婴幼儿左心室功能、左心室扩大、神经内分泌紊乱。心肌致密化不全患者可合并各种心律失常，其中以室性心律失常为常见，可选用胺碘酮等抗心律失常药物治疗。血栓栓塞为心肌致密化不全的主要临床特征之一，因此抗凝治疗是必需的，尤其是伴有心功能不全或（和）房颤者，可选用低分子肝素、华法林长期抗凝治疗，如无心力衰竭及心律失常，则可选用阿司匹林长期抗血小板治疗，以减少体循环血栓栓塞的风险。

 器械植入治疗

对有严重心动过缓（包括病窦或二度以上房室传导阻滞）的心肌致密化不全患者，需安装心脏起搏器；当患者出现顽固性心力衰竭合并完全性左束支传导阻滞时，可安装三腔起搏器进行再同步化治疗（CRT）。国内有报道显示 CRT 效果显著，可使患者左心室舒张末期内径减小，心功能、左心室射血分数显著改善。有室性心动过速特别是室颤发作者，应行植入式心脏复律除颤器（ICD）植入术，以防猝死的发生。

 外科手术治疗

心脏移植是心肌致密化不全的最后选择性治疗方法。心肌致密

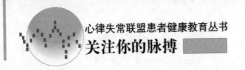
不全诊断明确，尤其是心肌病变范围大，有严重的顽固性心力衰竭者，如果经药物治疗临床症状仍未见明显缓解，且难以遏制病情恶化，则建议行心脏移植术。

（洪　葵　周素贞）

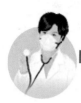

第六章

常用的心律失常相关检查

我们每个人或多或少都有过这样的经历：在安静或活动时，突然感觉心脏重重地跳了一下，甚至感到心脏一下跳到嗓子眼，或者心脏突然跳得很快，此时用手可能触摸不到脉搏，或脉搏很快但很弱，或跳动的节律有快有慢，心脏这种不规律的跳动叫做心律失常。医学上将心律失常定义为：心脏电活动的起源部位、频率、节律或传导发生异常及障碍。

心律失常是临床常见病、多发病，几乎所有人都发生过心律失常，而且有些心律失常的危害性大，发生严重心律失常的患者可突然死亡。所以当出现心脏暂时或持续不规律跳动的症状时，应及时到医院就诊，及早发现心律失常并给予正确的治疗。

当您出现上面提到的症状并到医院就诊时，医生会根据您的症状进行相关必要的检查，这些检查有些比较常见，例如心电图、动态心电图、超声心动图等；有些检查则不太常见，所谓不常见不是不常用，而是做这些检查要有必需的设备和条件，放置这些设备和进行检查时都有专用的检查室和专科医生，有些检查甚至要在无菌状态下进行，比如心脏电生理检查、植入式心脏事件记录仪等。

下面我们就谈一谈临床常用的心律失常相关检查。

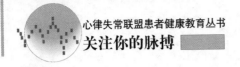
第一节　心电图

当您因为头晕、心慌或胸闷而到医院看病时，医生常常要求您先做心电图检查，再进一步诊治。您一定会想：为什么要先做心电图？心电图能帮助医生了解我们不舒服的原因吗？在回答这些问题前，我们需要先了解心脏为什么会跳动？医生是如何通过心电图知道我们头晕、心慌、胸闷的原因呢？那么就让我们翻开历史的画卷……

一、谁最早发明和记录了心电图？

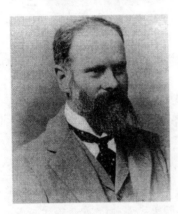

图 6-1-1　第一个记录出心电图的人——Waller

100多年前，有人观察到青蛙心脏跳动时会产生电活动，于是一位多年致力于心电现象研究的英国人 Waller（图6-1-1）利用法国物理学家 Lippman 在1873年发明的水银毛细管静电计研究人体表心电图的记录方法（图6-1-2A），把人体的2个部位分别连接到毛细管静电计内的水银端和硫酸端，经盆状电极将患者体表的两点（左、右手）与毛细管静电计相连接（图6-1-2B），终于在1887年记录到了人类的第一份心电图（图6-1-2C）。这份心电图比起现在的心电图质量差得很远，只有心室的除极波，波幅很低，不易辨认，而且也十分不稳定。尽管如此，Waller 的工作仍然为现代心电图的问世奠定了基础。此后伟大的科学家 Einthoven（图6-1-3）在 Waller 研究的基础上，提高了毛细管静电计的清晰度，使记录的波形从原来的2个增加到4个。之后，由于受到弦线式电流计的启发，他改进技术并发明了弦线式心电图机，记录出随时间变化的心电图波形（图6-1-4），并将这些不同波形分别命名为 P 波、Q 波、R 波、S 波和 T 波（1902年），

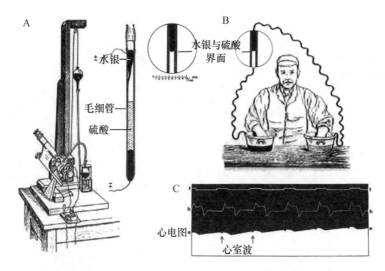

图 6-1-2 Lippman 毛细管静电计与人类第一份心电图

A 图为毛细管静电计，放大的毛细管两端分别引出一条导线；B 图为毛细管静电计记录
心电图的方法，患者双手放入盆状电极内，因两极之间产生的电位差而使毛细管的
水银与硫酸界面产生摆动；C 图为人类第一份心电图，箭头指示处为记录到的心室波

这些名字一直沿用至今。此后，Einthoven 又提出了心电图重要的"Einthoven 三角"理论，并创立了心电图标准双极肢体导联记录系统。为此，他荣获了 1924 年度的诺贝尔医学奖。

在 Waller 和 Einthoven 研究心电图记录方法的同时，其他科学家对心脏的研究也有了许多新的发现。比如 1893 年发现了心房与心室之间的传导路径，后来人们就以发现者的名字将其命名为 His 束；1906 年，日本学者发现了房室交界处的特殊传导组织——房室结；

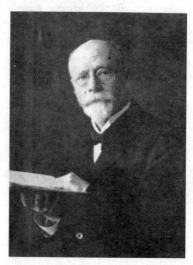

图 6-1-3 心电图之父——Einthoven

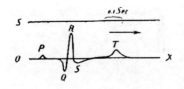

图 6-1-4 Einthoven 应用弦线式心电图机记录到的第一份心电图

1910 年又发现了心脏电活动的最高"司令部"——窦房结等。窦房结、结间束、房室结、His 束以及左、右束支连起来，相当于心脏内有了一根"电线"。"电线"的起点是窦房结，末端像一张撒开的渔网，分布在心肌内，称为浦肯野纤维，医学上将它们统称为心脏特殊传导系统（图 6-1-5）。Waller 和 Einthoven 的发明恰恰是记录心脏特殊传导系统和心肌的电活动，这就为回答前面的问题奠定了基础。

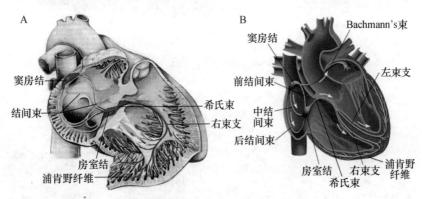

图 6-1-5 心脏特殊传导系统示意图

二、怎样描记心电图？

当年，Einthoven 发明的弦线式心电图机又大又重，有 600 磅（相当于 270 kg）左右，要 2 个房间才能放得下。做一次心电图也特别麻烦，就像下图所示的一样（图 6-1-6），要把患者的双手和一只脚放入装满特殊液体的容器中，然后把长为 1.5 km 的电线一端插在容器的液体中，另一端与 1.5 km 外的心电图机相连接，通过照相技术记录出一个导联的心电图。1906 年首次记录到心律失常的心电图（图 6-1-7）。

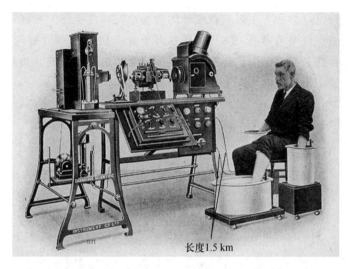

长度1.5 km

图 6-1-6　世界上最早的心电图机与记录心电图的方法

随着制造业和电子技术的发展，1934 年由德国西门子公司制造了第一台电子管心电图机，但记录时仍需使用照相技术。直到 20 世纪 40 年代后期，心电图热笔式记录终于取代了照相记录技术，此后，晶体管逐步取代电子管，集成电路取代了晶体管。电子技术的进步使心电图机的体积越来越小、重量越来越轻、性能越来越好、功能也越来越强。现在，心电图机可以随意选择记录的导联，不仅可记录单导联，还可以同步记录 3 导联、6 导联和 12 导联心电图（图 6-1-8）。而且具备了自动识别诊断，

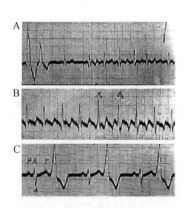

图 6-1-7　首次记录到的心律失常心电图

A. 房颤；B. 房扑；C. 室性期前收缩

完成归类编码、长期储存以及建立数据库等功能。现在记录心电图也很简单，患者只需躺在检查床上，露出双手腕、双脚踝和胸部的皮肤，医生在这些部位抹一些生理盐水或导电膏，用 4 个夹子分别夹住双手

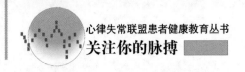

腕和双脚踝，再将 6 个带有橡皮球的金属小碗吸住胸前的皮肤（当然，对安放的部位是有规定的）。所有的夹子和金属小碗都分别与导线连接，而导线又与心电图机连接，只要按一下心电图机上的开始记录键，就可以描记出患者的即刻心电图（图 6-1-9）。

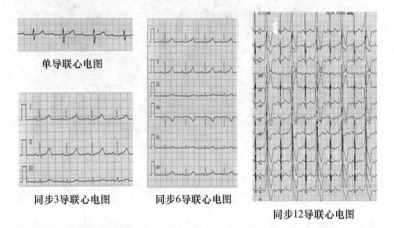

单导联心电图

同步3导联心电图　　同步6导联心电图

同步12导联心电图

图 6-1-8　多种导联的心电图

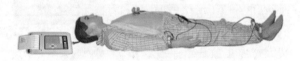

图 6-1-9　现代心电图记录方法示意图

三、什么是心电图的导联？

要了解心电图的导联，必须先知道心脏电活动的秘密。

心脏的跳动来源于心脏的最高"司令部"——窦房结，"司令部"里有许许多多的细胞，它们自动、统一并规律地发出"命令"——电流，"司令部"的"命令"（窦房结的电流）经过特殊传导系统先传到心房（引起心房的肌肉收缩），之后经过房室结、希氏束和左、右束支传到心室（引起心室肌肉收缩）。心电图机把传导过程中每个瞬间的电流收集、放大并记录下来所呈现的心电波形图就是心电图。由窦房结规律发放的冲动称为窦性心律。如果"司令部"每次都规律地发出"命令"，而特殊传导系统的传导道路也通畅，心电图机就会描记出波形正常和节律规整的心电图。如果"司令部"（窦房结）发生问题（病变），发出的"命令"时快时慢，或根本不发出"命令"，或者传导电流的通道（特殊传导系统）出现故障，传导缓慢或根本不传导，那么这些变化都会引起心脏瞬间电流的改变，心电图也会立即表现出相应的图形、传导顺序和节律的变化。

我们知道，人体可以分为上、下、左、右、前、后 6 个方位，心脏在体内同样有 6 个方位（图 6-1-10A），心脏电流的传导也体现了这种方位的变化。从解剖学的角度来说，窦房结位于心房的右前上方，而最后除极的左心室则位于心脏的左后下方。从心脏电传导的角度而言，心房或心室电传导过程的实质也是三维（立体）传导，而单一导联心电图仅仅是记录体表两点之间的电活动，不能完全反映心脏立体的电传导过程。因此，一份完整的心电图要从心脏不同的方位获取心电信号，才能真实地反映心脏电活动的状况。基于这个原理，心电图在其发展的过程中逐渐产生了多种导联系统。目前临床使用的是常规 12 导联系统，由额面 6 个导联（Ⅰ、Ⅱ、Ⅲ、aVR、aVL、aVF）和水平面的 6 个导联（V_1、V_2、V_3、V_4、V_5、V_6）组成。额面 6 个导联分别记录心脏上、下、左、右 4 个方位每隔 30°的心电活动（通过分别夹在双手腕和脚踝的 4 个电极记录），图 6-1-10B 中的箭头表示额面心电信号指示的方向。图 6-1-10C 则表示水平面的 6 个导联，其记录了心脏前、后、左、右 4 个方位的心电活动（用吸在胸前的 6 个碗状电极记录），箭头表示心电信号在水平面所指的方向。B 图与 C 图叠加后才是立体的心脏（心房和心室）除极与复极的电活动。所以常规 12 导联系统可基本完成对心脏电活动的检测。必要时还可以在水平面增加 6 个导联，即 18 个导联，常用于心肌梗死患者的检查。

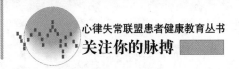
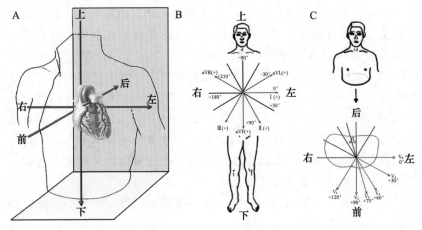

图 6-1-10　心脏立体位置与心电轴示意图

四、揭开心电图曲线的秘密

一份心电图由多条曲线组成，这些曲线代表了什么意思呢？让我们来揭开心电图曲线的秘密。下图（图 6-1-11）是一份正常的 12 导联心电图，图中的字母分别代表各导联的名称，每一个导联的字母下面都有一段心电图，代表了这个导联记录的瞬间心脏电信号的情况。仔细观察不难看出，每段心电图中都有形状类似的曲线，这些曲线就是心电信号通过心电图机放大并记录下来的心电波。心电波有高有矮、有胖有瘦，有的方向朝上，有的方向朝下。不同的波形代表心脏不同

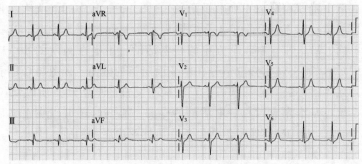

图 6-1-11　正常心电图

部位的电活动，它们都有一定的规律，一旦这种规律被打乱，就意味着发生了心律失常。图 6-1-12 由两部分组成，A 图是心脏矢状面示意图，连接 A 图与 B 图线条上方的文字显示了心脏不同部位的名称，垂直虚线所指处是这些部位的心肌除极电活动反映在心电图（B 图）上的形态和名称。第 1 条线起点为窦房结，但是由于窦房结的电活动太微弱，普通心电图根本记录不到，所以窦房结的虚线指向心电图的直线。第 2 条线起点为心房肌，其虚线指向第 1 个小波，这个波叫做 P 波，在心电图中代表心房除极的电活动，其振幅较低，顶部圆滑，正常成人 P 波持续时间为 0.08～0.11 s。第 3、第 4 条线起点分别为房室结和希氏束，这两个部位的除极在心房除极之后、心室除极之前，其电流很小，心电图上也没有波形，该部位的虚线指在 P 波后的直线上，称为 PR 段（R 代表 QRS 波群）。第 5、第 6 和第 7 条线的起点分别是束支、浦肯野纤维和心室肌，虚线指向 QRS 波群，QRS 波群是心电图中最高的曲线（波），主要代表心室肌除极的电活动。心室肌是心脏最厚的肌肉，其除极产生的电流很大，除极时间短，所以心电图的 QRS 波群既高又窄，成人正常持续时间为 0.08～0.11 s。QRS 波群后还有 2 个波，较大的叫 T 波，是心室肌的复极波，较小的为 U 波，其发生机制目前仍不明确。除此之外，从 P 波的起点到 QRS 波群起点的距离为 PR 间期，代表心电从心房经房室结、希氏束和束支至浦肯野纤维所需的传导时间，成人正常持续时间为 0.12～0.20 s。从 QRS 波群起始部至 T 波终末部的距离称 QT 间期，表示心室收缩期的电活动时间，是心室除极和复极过程的总时程。

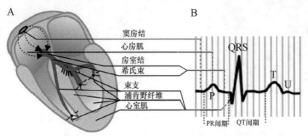

图 6-1-12　心脏特殊传导系统的除极部位与心电图的关系

正常情况下，不同导联因记录部位的改变，这些波的形态与极性也会随之发生变化，但这些变化都有一定的规律可循，也正是这些变化才反映了心脏整体电活动的状态。一旦心脏电活动发生改变，上述心电波的形态、极性、波与波之间的关系就会随之发生变化。医生就可以通过分析这些波的形态、极性、波与波之间关系的变化来判断心脏电活动是否正常，进而诊断患者发生头晕、心慌或胸闷的症状是否与心脏有关系，是否发生了心律失常。

第二节　动态心电图

众所周知，动态心电图又叫 Holter，是背在身上的 1 个小盒子，可以连续记录 24 小时的心电图。可动态心电图为什么叫做 Holter？这个小盒子又怎么能记录那么长时间的心电图呢？这要从 Holter 这个词说起⋯⋯

一、Holter 的故事

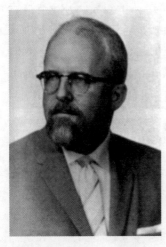

图 6-2-1　动态心电图的
发明者——Norman Holter

其实 Holter 是一个美国人，他的全名叫 Norman Holter（图 6-2-1），于 1914 年出生在美国西部 Montana（蒙大拿州）的一个偏僻的小镇 Helena（海伦那）。大学期间，Holter 热衷于仪器的设计和生物遥测技术，也就是在这时 Holter 开始了生物电学方面的研究。经过 7 年的努力，Holter 终于在 1947 年发明了无线电心电图技术，并将其投入临床使用。后来他又用了 7 年的时间（1954—1961 年）发明了动态心电图技术。通过长达 30 年对动态心电图的研究，该技术最终在临床得到了大规模的应用。除此之外，Holter 还是一位涉猎范围很广的科学家，包括原子物理学、核医学、生物物理学、声学等，对上述多种学科的研究都有卓越的贡献。为了表达对 Norman Holter 的尊敬与感谢，人们便把他发明的动态心电图机称为 Holter。

二、动态心电图的传奇

您可能想不到，最初的动态心电图记录器可没有现在的轻巧、漂亮，也不能直接记录心电信号。知道吗？第一台能够背在身上的动态心电图记录器叫做背负式无线电发射器，就像电影里常看到的报务员背的步话机（图 6-2-2）。它的分量可不轻，重达 38.55 kg（85 磅），而且只能把心电或脑电信号引出、放大并变为无线电信号传送出去，传送的距离范围也仅为 0.3～30 m。除此之外，还要配有一个体积硕大的接收器（图 6-2-3），可想而知，那时候做一份动态心电图可真是个力气活儿！

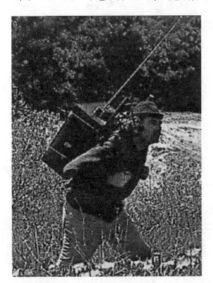

图 6-2-2　世界上第一台背负式
无线电发射器

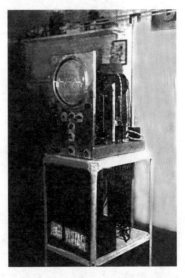

图 6-2-3　背负式无线电发射器的
接收器

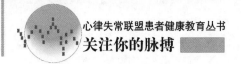
后来，背负式无线电发射器的体积逐渐减小并分成两部分，重量也从 38.55 kg 减轻到 0.9 kg，可以固定悬挂在紧贴皮肤的内衣或放在衣袋中（图 6-2-4）。为避免活动和运动时不必要的肌电干扰，还采用了胸部非标准导联技术。晶体管技术的发明与应用使所有电子元件的体积缩小了数百倍，甚至数千倍。在此基础上，Holter 于 1957 年采用磁带记录装置，制造了极小型的心电记录器，可连续记录 10 小时的心电图，同时，快速分析仪在 10 分钟内就可以获得分析结果（图 6-2-5）。1961 年，Norman Holter 在 Science（科学）杂志发表了"心脏研究的新方法"这篇论著，标志着动态心电图真正问世，也掀开了心电图记录史的新篇章。可以说，动态心电图是心电图技术的第二个里程碑。

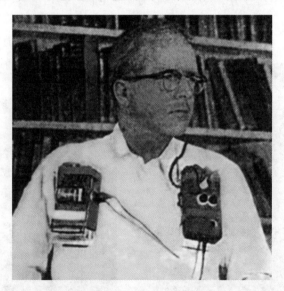

图 6-2-4　改进后的心电发生器

大规模集成电路存储器制造技术的进步与存储芯片容量的增大，极大推进了动态心电图记录技术的发展。进入 21 世纪之后，出现了快闪存储器，使动态心电图记录技术更加完善。目前我们使用的动态心电图仪由两部分组成，一部分是挎在患者肩上的小盒子，称为记录器（重量只

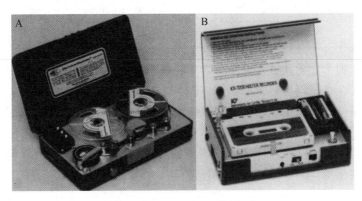

图 6-2-5 磁带式动态心电图记录器

A、B 分别为不同时期的磁带式动态心电图记录器

有 200 g 左右），用电缆与贴在患者胸前的电极片连接，可以连续记录和存储 24 小时的心电图信息；另一部分是安置在检查室中的计算机，计算机里安装了专用的动态心电图分析软件（图 6-2-6）。当医生将记录器中患者的心电图数据传送到计算机后，计算机可进行自动分析并得出分析结果，但是，这种分析结果必须由医生进行修改，去除自动分析结果中的错误、补充遗留的部分，经过医生确认后，才能得到最后的动态心电图报告。

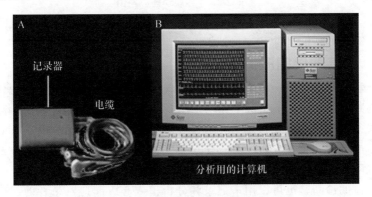

图 6-2-6 动态心电图记录器与分析系统

三、动态心电图的种类

目前常用的动态心电图有 3 导联和 12 导联两种。所谓 3 导联，就是有 3 个通道同时记录心电图（图 6-2-7）。这种动态心电图需要在胸部粘贴 7 个电极片，通过 7 根导线与记录器连接。而 12 导联动态心电图则采用与普通心电图相似的 10 根导线和电极，胸前导联与常规 $V_1 \sim V_6$ 导联的放置部位相同，只是将肢体导联移至躯干，可以同步连续采集记录 12 导联动态心电图（图 6-2-8）。

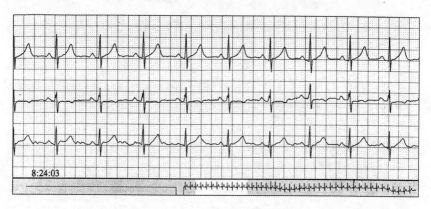

8:24:03

图 6-2-7　3 导联动态心电图

四、动态心电图的作用

动态心电图是一项临床常用的检查，因为它是在日常活动和身体、精神状况不断变化的情况下连续记录 24 小时的心电图，主要用于对心律失常的检出与评定，包括：对晕厥患者的诊断及鉴别诊断、对心律失常的定性和定量分析、对心律失常发作的鉴别诊断和心律失常发作的危险分层、评价抗心律失常药。除此之外，还可以协助对冠心病心肌缺血的诊断，也可以用来记录和分析植入心脏起搏器患者的起搏心电图，评定起搏器工作的情况。现在的动态心电图增加了许多新的功能，例如：通过心率变异性的检测与分析，预测急性心肌梗死后发生

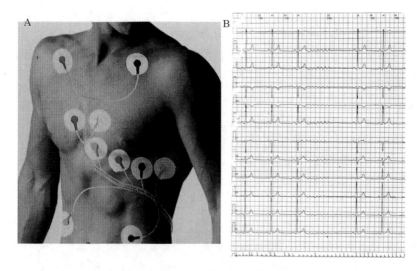

图 6-2-8 12 导联动态心电图的电极放置部位及记录到的心电图

A 图为 12 导联动态心电图的电极位置示意图；B 图为所记录到的 12 导联动态心电图

猝死的风险；通过 T 波电交替的检测和分析提高对恶性心律失常的预测等。

五、佩戴动态心电图记录器后应该注意什么？

当您佩戴动态心电图记录器后，日常生活不受限制，但是应该注意以下几点：①医生交给您的动态心电图监测记录单需要填写完整，记录活动的地方，所处的状态下有没有不舒服，如果有，则要记录发生时间、持续时间和所采取的措施，记录时间不要有中断。没有症状时也要做好详细记录，因为这份记录单能够为医生分析您的动态心电图资料提供非常重要的依据。②避免做扩胸和举重一类的运动，不能进行电脉冲治疗，避免到有磁场的地方，这些对心电图的记录都会有影响。③避免大量出汗而引起电极片脱落。④洗漱时应避免水珠进入记录器而腐蚀电路。⑤不要动记录器上的部件，以免发生故障。⑥发现电极片脱落或导线脱落以及记录器不再有记录提示时，应及时与医

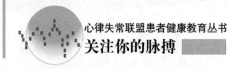
生取得联系。⑦一般动态心电图记录 24 小时，实际上记录达到 20～22 小时就足以反映患者一天的心脏电活动状态了，所以，达到记录时间或到了医生嘱咐的时间，应回到动态心电图检查室，取下记录器及电极片。

第三节　远程心电监护

您去医院探望住院的朋友时，也许会注意到一些患者床头有心脏监护仪器，一些患者的床头没有监护仪，但是身背类似于 Holter 的小盒子，一旦患者出现心律失常，医生会立即赶到床前进行处理。那么医生怎么能如此迅速地知道患者发生了心律失常呢？这个秘密就在患者身上背的小盒子里。那个小盒子是一个心电图的发射器，它可以实时地将患者的心电图发送到医生办公室的接收器上，医生通过显示屏可随时看到该患者的心电图。这种装置叫做无线心电监护系统。目前很多医院应用的这种无线心电监护系统有一定的范围限制，脱离了这个范围，监护系统就会失去作用。怎样才能使心电监护系统没有范围限制，使那些有心脏病或有心律失常但不需要住院的患者也能得到及时的心电监护呢？近年发展起来的一项新技术——远程心电监护就解决了这个难题。

远程心电监护是指患者在远离医院的地方通过随身佩戴的心电图发射器将心电信号远距离发射到接收中心，接收中心立即将信号转到医院监护系统，医生通过装有特定软件的计算机即可随时了解患者心脏电活动的情况。

一、远程心电监护的种类

远程心电监护最早起源于 20 世纪 60 年代。那时候的心电监护是在电话机上安装一个心电监护装置，当患者感觉有心律失常或不适的症状时，拿起电话放在心脏部位后，拨通监测医生的电话，心电监护装置即可将心电信号转换成音频信号，再通过电话机的话筒，将音频信号传送到专业心电信息分析中心，使其恢复成心电图，医生根据这些心电图形进行分析、诊断和处理（图 6-3-1 和图 6-3-2）。那时的心电记录盒较大，干扰的噪声也严重，而且技术不稳定。

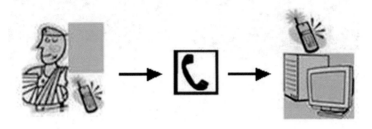

图 6-3-1　电话传送的远程监护系统示意图

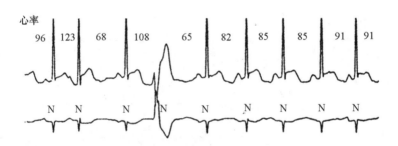

图 6-3-2　通过电话传输的双导联心电图

20 世纪 90 年代，无线通讯技术的提高使远程心电监护系统也得到了相应的发展，日本、德国和我国都研制了单导联远程心电监护仪（图 6-3-3A）。这种监护仪只有 1 个导联，而且每次监护记录心电图的时间只有 30 秒，所以称为短时程远程心电监护系统。

21 世纪初期，美国、瑞典和我国都分别研制了双导联远程心电监护系统（图 6-3-3B）。有些采用蓝牙传输技术，有些采用手机短信方式间断传送心电信号。不论采用何种传输技术，所传送心电图的时间都只有 30 秒。

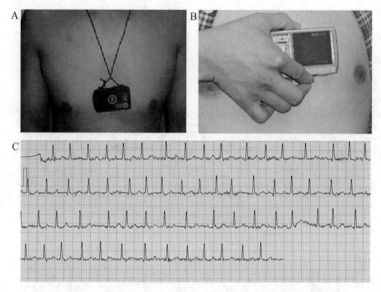

图 6-3-3 远程短程心电监护系统发射器与监测到的心电图

A 图为德国生产的远程心电图发射器；B 图为国产的远程心电图发射器；
C 图为远程记录的短程 30 秒单一导联心电图

目前研制的远程监护系统大多采用 Internet（因特网）进行连续传送，传送时信号稳定、快速、不容易丢失，而且导联也不受传送的限制，可以进行多导联、甚至 12 导联传输。患者使用这种远程监护系统后，心电图记录发射器可将心电信号转换成电磁波并通过无线网络连续传送到心电接收分析中心，进行心电信号的分析与诊断。医生可以通过网络服务器随时阅读患者的心电图，发现问题后即可以通过电话或网络指导患者或提供咨询（图 6-3-4 和图 6-3-5）。这种远程监护系统又称为远程移动实时连续动态监护系统，其不受地域、时间的限制，可在全球范围内的任何时间、任何地点远距离无线实时传输数据。

目前的远程监护系统已不再是单纯的心电监护，其也可以对呼吸、血压等多种生理指标进行同步监测，因此使用的范围也更广泛。

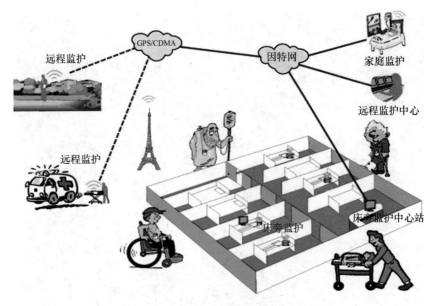

图 6-3-4　远程实时监护系统示意图

二、哪些地方需要开展远程心电监护？

随着我国医疗改革的深入进行，社区医疗成为医疗网络中不可缺少的重要组成部分。目前已将如何提高社区医疗的诊治水平提到议事日程，一些医院已经开展或正在开展远程医疗，即大医院的医生可通过网络直接参与社区医院的诊治工作，以社区医院为中心纽带，将患者、社区基层卫生组织、中心医院有机地联系到一起，共同构成有效的三级网络模式，真正实现就诊的网络化。远程心电监护系统即包括在远程医疗之中。

社区卫生服务中心对家庭病房的患者进行远程心电监护。社区医生不仅可以及时了解患者的情况，同时还可以通过网络及时与上级医院的医生沟通，共同完成对复杂患者的诊治。此外，部队训练、救灾现场和科研基地都可以应用远程心电监护系统对参与人员进行实时的心电监护。

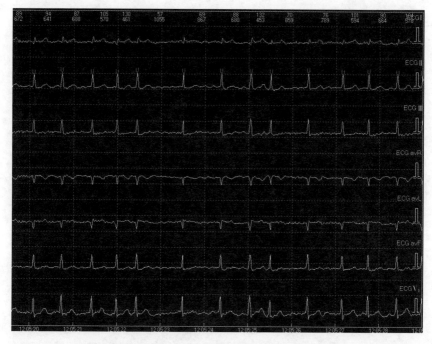

图 6-3-5　远程实时监护系统显示的多导联心电图

三、远程心电监护由哪些部分组成？

　　远程心电监护的实质是采用计算机网络系统，应用专用的心电监护软件进行远程心电监护。远程监护系统的专用组成部分包括：①心电监护终端：是指患者随身佩戴的心电图采集、移动发射器。②信息处理中心：将收集的信号进行转换、存储。③远程心电监护中心：通过网络实时监测每位患者的心电信号。

四、哪些人需要进行远程心电监护？

　　1. 有头晕、黑矇、晕厥等症状，或有心慌、胸闷等症状而常规检查未能确诊的患者，以及经常或偶尔出现一过性心律失常，但是普通心电图或 Holter 都没有记录到时，都可以进行远程心电监护。

2. 在药物治疗前、后，对药物引起心律和（或）心率变化的患者可进行远程心电监护。

3. 室上性心动过速、房颤、室性心动过速进行射频消融术后，以及植入心脏起搏器后需要进行随访的患者，可进行远程心电监护。

4. 需要进行健康保健的人，也可采用远程心电监护模式。

应指出的是，我国的远程心电监护系统仍处在发展的初期，需要相应的大量人员和设备支持，目前该系统仅在部分大型医疗中心开展。随着医疗改革的深入与完善，远程心电监护系统必将随着远程医疗的发展而成为心律失常重要的诊断方法，对提高人类的健康水平起到不可估量的作用。

第四节　食管调搏

您可能听说过，有的人突然心跳得特别快，立即到医院就诊，但是在路途中或到了医院后突然心跳又恢复正常，医生检查后也没有发现任何异常，有时甚至做 Holter 检查也不能发现问题。如此反复，就是得不到准确的诊断，给患者和家属带来了较严重的心理负担。那么遇到这种情况应该怎么办呢？医生会建议您做一种叫做食管调搏的检查。

一、什么是食管调搏？

食管调搏的全称是经食管心房调搏，是一种无创的心脏电生理检查技术。食管调搏应用心脏程序刺激的方法，通过在食管内放置的电极间接起搏左心房，用以复制心律失常、测定传导系统不应期、研究心脏特殊传导现象与心律失常的发生机制、终止快速型心律失常。该项技术早在 1957 年就已应用于临床，我国于 1978 年将其投入临床，目前全国各级医院均有应用。

二、为什么从食管可以起搏心脏？

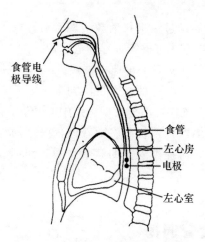

食管电极导线

食管
左心房
电极

左心室

图 6-4-1　食管、左心房与食管电极
之间的解剖关系

在解释这个问题之前，需要了解食管与心脏的解剖关系。食管位于心脏的后方，其下段的前壁与左心房和左心室紧邻（图 6-4-1）。如果将一支食管电极导管经鼻腔或口腔送入食管内，当导管的电极靠近心房位置时，从食管心脏调搏仪发出的电脉冲就可以在食管内起搏心房；如果导管的电极靠近心室的位置，就可以在食管内起搏心室。因食管起搏心室需要的起搏电压相对较高，对患者食管的刺激相对较大，所以食管调搏多用于起搏心房，较少用于起搏心室。仅在病情需要或紧急情况下，才应用食管起搏心室。

三、哪些患者需要进行食管调搏检查？

1. 对于心率过慢并伴有头晕的患者，需要了解患者窦房结功能时，应该进行食管调搏检查。

2. 突然出现心慌，心慌时甚至数不清楚脉搏，而过一段时间心慌又突然停止，心慌停止后患者没有其他不舒服的症状，这类患者应进行食管调搏检查。通过该检查可以得知患者心慌的原因，以利于进一步治疗。

3. 患者持续心慌不能缓解（室上性心动过速发作、房扑），可以立即到医院应用食管调搏终止心动过速，绝大多数患者都可以立即停止心慌。

四、进行食管调搏检查的患者应注意什么？

在食管调搏检查前，一般不需要禁食，但需要停用抗心律失常药至少 48 小时。如果心动过速正在发作需要紧急终止，则患者不受用药的限制。患者在检查前应做好心理准备。

五、检查时患者应该注意什么？

发放起搏脉冲前，医生需将 1 支很细的电极导管通过患者的鼻孔送入食管。导管通过咽部时略有刺激感，此时患者需要配合医生做吞咽动作，电极导线就可被顺利送入食管（图 6-4-2）。

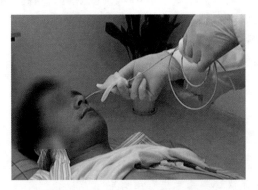

图 6-4-2　食管调搏时插入导管

检查时，医生需通过食管调搏仪发放脉冲起搏心房，有时患者会感觉心慌，此时不必紧张，有这种感觉是检查中必然会出现的现象，目的是要诱发出心慌时的心律失常或头晕时的心电图表现。一旦起搏停止，这种心慌的感觉可立即消失。有心律失常的患者在诱发心律失常后，也会出现持续的心慌，这也是正常现象，医生正是需要通过诱发这种心慌来了解患者心律失常的机制，以便进一步治疗（图 6-4-3）。在发放脉冲时，极少数患者可能感觉到胸骨后有轻微刺激，这种感觉是由调搏仪发放起搏脉冲引起的，一旦停止刺激，这种感觉可立即消失。在检查过程中，如果出现的上述感觉比较强烈，可以立即与医生沟通，医生会停止检查，调整后再继续检查。

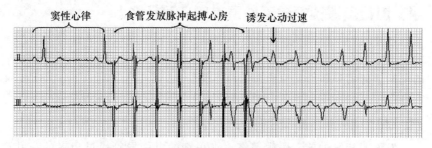

图 6-4-3　食管调搏诱发的心动过速心电图表现

　　检查后，患者需要注意当天的饮食，吃一些较软、容易消化的食物，尽量少吃或不吃刺激性食物。

　　总之，食管心房调搏是一种安全、有效、无创的电生理检查方法，所以不会引起严重的并发症。

第五节　心脏电生理检查

　　有的人会反复突然发生心慌，而且药物治疗效果不好；还有的人会出现头晕，甚至晕厥的症状。当多种检查都无法提供晕厥证据的时候，医生往往建议这类患者进行心脏电生理检查。

一、什么是心脏电生理检查？

　　心脏电生理检查是一种有创的临床检查方法，需要在无菌的导管室完成（图 6-5-1）。检查时，医生将多支电极导管经静脉和（或）动脉途径送到患者心脏的不同部位，并将这些电极导管连接到多通道心脏电生理记录仪，就可以同步记录心内不同部位的电活动——心内电图（图 6-5-2）。心内电生理检查通过这些电极导管，经心脏电生理刺激仪给予心房或心室程序刺激，观察心腔内局部的电活动，分析其表现和特征并作出综合判断，为心律失常的正确诊断、选择心律失常的治疗方法和判断预后提供重要或决定性的依据。

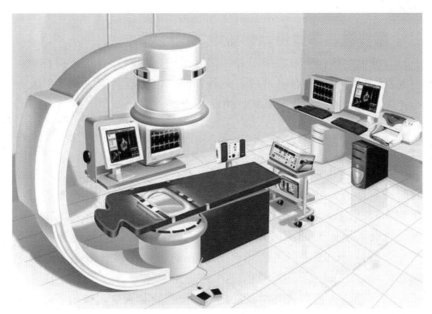

图 6-5-1　心导管室

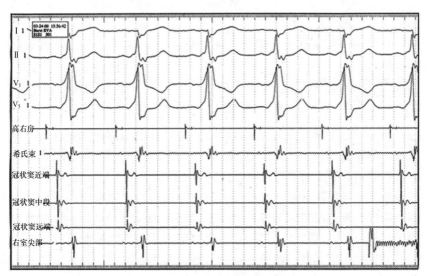

图 6-5-2　窦性心律时的心内电图

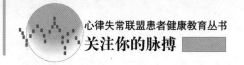
二、哪些患者需要进行心脏电生理检查？

心脏电生理检查通常用于射频消融术前，用以确定快速型心律失常的发生机制及射频消融部位。此外，心脏电生理检查也用于对复杂心律失常的诊断或植入埋藏式体内除颤器前。

三、心脏电生理检查前患者需要做什么？

1. 心脏电生理检查是一种有创的检查手段。所谓有创，是指检查时需要在患者的皮肤上做必要的切口（创伤）。所以，检查中会应用到麻醉药以及其他必需的药物。这些药物原则上是非常安全的，但是也会因不同人的不同体质而出现例外。因此，和其他外科手术前一样，每位需要进行心脏电生理检查的患者在检查前都须签署手术知情同意书。

2. 术前 3 天停用抗心律失常药，其他药物是否应该停用需要由患者的主治医生帮助其作出决定。

3. 心脏电生理检查的前一天晚上可以正常饮食。但是午夜 12 点之后应尽量避免进食及饮水。

4. 患者在心脏电生理检查前应洗澡，清洁皮肤，以便为术前消毒节省时间。

四、心脏电生理检查时患者应该注意什么？

在心脏电生理检查的整个过程中，患者都处于清醒状态，需全身放松，不要紧张。

检查前，护士将会为患者建立静脉通道（输液），目的是在检查过程中注入必需的液体或药物。随后进行皮肤消毒，消毒时患者应注意将双手放在身体两侧，消毒后绝对不能用手触摸消毒部位。穿刺前要给予局部麻醉，麻醉后局部的皮肤没有知觉，也不会感觉疼痛了。如果麻醉后穿刺的局部仍然感觉疼痛，可以与手术医生沟通，加强麻醉剂量。

和食管调搏一样，心脏电生理检查也需要进行程序刺激，诱发并终止心律失常，这是心脏电生理检查的关键。发放脉冲刺激时，患者会感觉轻微的心慌，这属于正常现象。一旦刺激停止，心慌的症状会立即消失。如果在电生理检查时有不舒服的感觉，特别是出现头晕、胸闷、气促、出汗的症状，则应随时告诉手术医生，医生可以及时进行处理。

五、医生如何通过血管将导管送至心脏呢？

局部麻醉（局麻）后，医生在麻醉部位切开 1 cm 左右的切口，穿刺股静脉及锁骨下或颈内静脉（图 6-5-3），之后放置动脉鞘管，建立血管与皮肤之间的通道（图 6-5-4），再通过动脉鞘管将电极导管分别

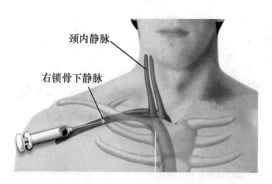

图 6-5-3 右锁骨下及颈内静脉穿刺部位示意图

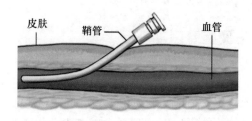

图 6-5-4 利用鞘管建立血管与皮肤之间的通道

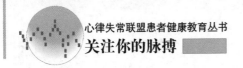
送至心脏的右心房、冠状静脉窦、希氏束和右心室等部位。将这些电极导管与心脏电生理仪和刺激仪连接，医生通过电生理仪的显示屏即可观察心脏不同部位的电活动（图 6-5-5）。

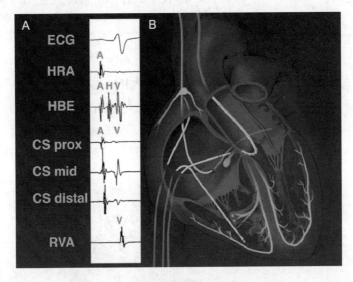

图 6-5-5　心内电生理导管位置与心内电图

A 图中的英文字母代表不同部位电极导管记录的心内电图，例如 ECG 是指体表心电图；
HRA 指的是电极导管放在右心房比较高的位置所记录到的心内电图；HBE 代表希氏
束电图；CS 代表冠状静脉窦内记录到的心内电图，后面的 prox 为冠状静脉窦近端，
mid 为中间，distal 为远端；RVA 代表右室心尖部记录到的心内电图
B 图为电极导管放置在心腔内不同位置的示意图

六、心脏电生理检查后的注意事项

由于心脏电生理检查需要通过血管送入电极导管，所以会给血管造成一些损伤。为了使血管尽快愈合，防止术后出血，在心脏电生理检查后必须采取一定的措施，例如用沙袋压迫穿刺部位 4～6 小时，同时穿刺部位的肢体不能弯曲 12～24 小时。如果在右侧股静脉穿刺，穿刺部位在大腿近端（根部）（图 6-5-6），大腿近端不能弯曲，但是可在

他人的帮助下活动膝关节或对腿部肌肉进行按摩。另外还需注意正常饮食、饮水，不要因怕排便不方便而减少饮水量。饮水量减少可使血液黏稠度增加，增加静脉血栓形成的概率，带来不必要的栓塞危险。

　　心脏电生理检查后，患者无须长期卧床休息，可做适当的活动帮助恢复身体功能，特别应注意 1 周内不要游泳、洗澡，注意保持穿刺点干净和干燥。如果检查后体温超过 38.4℃ 或穿刺局部出现红肿或血肿，则应立即与医生联系。

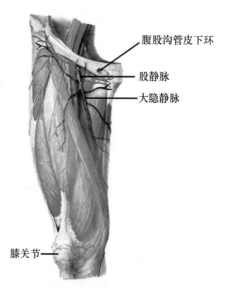

图 6-5-6　股静脉解剖位置示意图

股静脉在腹部与大腿之间皱褶的下方，
一个自然倒三角形的凹陷内，
是心脏电生理检查穿刺最常用的部位

第六节　直立倾斜试验

　　一些人有过这样的经历：平卧后迅速站起来时会出现头晕、眼前发黑的情况，只要立即平卧或坐下，症状很快就消失了。还有一些人的反应更剧烈，甚至出现摔倒、意识丧失。为什么会发生这种现象呢？这要从人的体位与血压、心率的关系说起……

一、体位与血压、心率的关系

　　正常人由平卧位变为直立体位时，有 300～800 ml 血液从胸腔转移到下肢，导致下肢静脉容积增加（图 6-6-1）。由于身体下部静脉血液淤积，回到心脏的血量减少，使心脏排出的血量也减少。心排血量的减少可引起动脉血压下降，而动脉血压的降低又使位于主动脉弓和颈动脉窦的压力感受器张力减弱，这种变化使迷走神经传入张力消失，交感神经

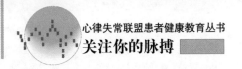

传出信号增强。此时，人体的自动调节系统立即通过加快心率和收缩外周血管进行代偿，以增加心排血量。因此，正常人在体位变化后出现心率稍增快、收缩压稍降低、舒张压升高，是一种正常的生理反应。这时虽然有血压变化，但是平均动脉血压不变，所以也不会出现头晕、意识丧失等症状。但是对于有血管迷走性晕厥的患者，当身体由平卧位变为倾斜位时，身体下部静脉的血流淤积程度比健康人更加明显。回心血量的突然过度减少致使左心室收缩力增强，这种变化刺激了左心室后下区的机械感受器C纤维，使其产生强烈冲动并将冲动传至脑干，反射性引起交感神经活性减低，迷走神经兴奋，进而导致心率明显减慢、外周血管扩张、心排血量减少和血压明显下降。患者可出现面色苍白、出汗、胸闷、过度换气，严重者可发生晕厥。

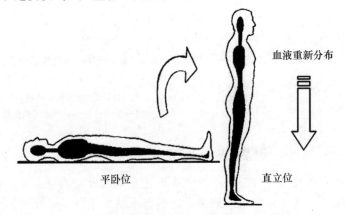

血液重新分布

平卧位   直立位

图 6-6-1　体位变化引起的血液重新分布示意图

二、什么是直立倾斜试验？

直立倾斜试验是利用直立倾斜床将被检查者的体位从平卧位迅速变为倾斜位，用以检查静脉血管是否正常，是否会发生心率减慢、血压降低，甚至晕厥的一种无创检查方法（图6-6-2）。

三、怎么做直立倾斜试验呢？

做直立倾斜试验的检查床是一种特制的电动床，通过控制器可随

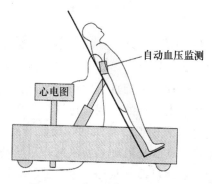

图 6-6-2　直立倾斜试验示意图

意迅速升降床头，调整床的倾斜角度。

　　试验前 3 天，患者需停用影响自主神经的药物；试验前需禁食4～8 小时。检查时，患者先安静平卧于检查床 10 分钟，随后医生将检查床头快速立起倾斜至 60°～80°，同时监测心电图和血压。如果患者未出现心率减慢和（或）血压下降的反应，持续 30～45 分钟后，医生就可将检查床放回到平卧位，结束试验。如果检查床倾斜后患者出现心率减慢和（或）血压下降的反应，医生会立即将检查床放回到平卧位。检查过程中，医生可根据患者的反应应用一些药物以增强检查的效果。

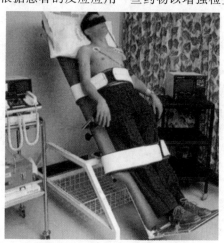

图 6-6-3　直立倾斜试验中的患者

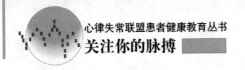
四、直立倾斜试验中患者应该如何配合医生?

在回答这个问题前,我们应首先了解交感神经和迷走神经。交感神经和迷走神经是人体神经系统重要的组成部分。其功能正常时,功能相反的交感神经和迷走神经处于相互协调、平衡的状态,控制着身体的生理活动。一旦人紧张或情绪激动,交感神经即处于兴奋状态,表现为患者心率加快、皮肤及内脏血管收缩、冠状动脉扩张、血压上升,此时迷走神经处于相对抑制状态。迷走神经兴奋时,则表现为心率减慢、血压降低等症状,这时交感神经处于相对抑制状态。

直立倾斜试验是一种激活迷走神经而使之兴奋的试验,所以在试验中检查者一定要保持安静、放松的状态,切忌紧张、激动。因为一旦机体处于紧张状态,交感神经就会兴奋,直立倾斜试验就不能激活迷走神经了。

五、哪些患者必须进行直立倾斜试验检查呢?

反复发生晕厥的患者;或只发生过一次晕厥,但从事高危险性的工作而且没有器质性心脏病证据的患者;或存在器质性心脏病,但通过一定的检查方法已排除其他原因引起晕厥的患者;或已经明确晕厥的原因但需调整治疗计划的患者,必须进行直立倾斜试验检查。

六、哪些患者应该进行直立倾斜试验检查?

反复出现不明原因跌倒的老年人、反复晕厥或近似晕厥的患者、反复发作特发性眩晕的患者、反复发作短暂性脑缺血的患者,应该进行直立倾斜试验检查(图6-6-4)。

七、哪些患者不能做直立倾斜试验?

虽然直立倾斜试验是一种对晕厥患者有效的检查方法,但是有左心室流出道严重阻塞、严重二尖瓣狭窄、冠状动脉近端严重狭窄、严

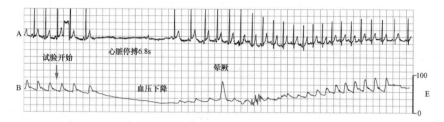

图 6-6-4　直立倾斜试验患者发生晕厥时的心电图和动脉血压图

A 图为监护导联心电图，B 图为动脉血压图。箭头指示的位置表示试验开始，即直立倾斜床迅速倾斜，之后患者出现长达 6.8 秒的心脏停搏，同时血压迅速下降，之后患者立即出现晕厥

重脑血管狭窄的人和妊娠妇女绝对不能进行这项检查。

第七节　植入式心脏事件记录仪

医院里常常可以看到这样的情景：几个病友在一起聊天，说起做 Holter 的经历时，竟异口同声："本来挺难受的，可是做 Holter 的那天却一点儿也没犯病，结果没查出毛病……"这些话深深刺激着工程技术人员，用什么办法才可以使心电图记录的时间更长呢？

一、心电图长期记录的新方法

1995 年，Krahn 报道了应用植入式心脏事件记录仪（简称植入式"Holter"）的研究结果。1997 年，这种植入式"Holter"正式应用于临床。从此，植入式"Holter"开创了心律失常诊断的新纪元，是心电图技术的又一个里程碑。

第一代植入式"Holter"的外形和起搏器相似，但没有感知功能，就像一个既失明又失聪的人，对心跳的情况一无所知，只能依靠患者或周围的人在患

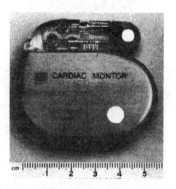

图 6-7-1　第一代植入式心脏事件记录仪

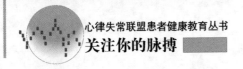
者晕厥等症状发作时人工触发记录仪来记录心电图。因此，对那些心律失常发作症状不明显或症状过于严重，甚至意识丧失以及行动不能自理的患者，植入式"Holter"仍然不能及时记录晕厥等症状发作时的心电图。

在第一代记录仪的基础上，研究者对植入式"Holter"进行了改进。2000年，具有感知功能的第二代植入式"Holter"被推出，这款记录仪相当于使失明、失聪的人恢复了视力与听力。患者发生快速型或缓慢型心律失常后，记录仪可立即将心律失常发作前、发作时和发作后一段时间内的心电图自动存储。除此之外，它还保留了手动记录、存储心电图的功能，一旦患者有心律失常的感觉或家属看到患者发生晕厥，就可以立刻用一个类似遥控器的装置主动触发"Holter"进行心电图的记录与存储。2007年推出了第三代植入式"Holter"。目前，植入式"Holter"已发展到第四代，它不仅具有上述的所有功能，还增加了对房扑和房颤的检测功能与相关的汇总报告。更重要的是，它增加了远程监测的功能，可以通过患者助手和专用的软件进行远程管理。

二、植入式"Holter"的组成

从第二代植入式"Holter"起，植入式"Holter"的体积比普通Holter小很多，只有8 ml，重量仅为17 g，体积为61 mm×19 mm×8 mm，放在手掌上比2片口香糖叠在一起还要稍小一些。植入式"Holter"主要由三部分组成，第一部分是记录器主体（图6-7-2A）；第二部分称为患者助手（图6-7-2B），可随时放在患者身边或挂在患者胸前，用于手动触发心电图记录和进行远程管理；第三部分是回放装置，也叫程控仪（图6-7-2C），放在医院，需要时通过程控仪可将记录器内储存的心电图调出，供医生分析使用。

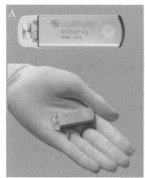
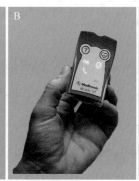
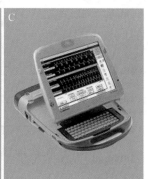

图 6-7-2　植入式"Holter"的组成

三、植入式"Holter"如何工作

　　从名称可以看出，植入式"Holter"要放在人体胸部的皮肤下。手术前需要先消毒皮肤并进行局部麻醉，然后将人体左胸上方的皮肤切开 2 cm 左右的小口，在皮下做一个囊袋，把记录器放入囊袋中，缝合切口，手术就完成了。整个手术只需要半小时（图 6-7-3）。

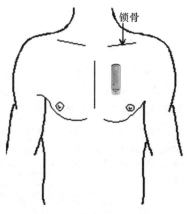

图 6-7-3　记录器植入部位

　　记录器植入人体后即开始工作，与普通 Holter 最大的区别是，植入式"Holter"有筛选心电图的功能，对于正常心电图只进行心电监测而不存储。一旦发生心律失常（心率过快、过慢或不规律），就会立即自动将心律失常发作前、后的心电图存储在记录器内（图 6-7-4）。如果患者感觉到心慌或者头晕，也可以按触发器手动存储心电图。患者出现心慌、头晕、晕厥等症状或进行手动储存心电图后，都需要及时到医院就诊。医生通过程控仪将记录器中的心电图调出并分析后，便可进行相应的治疗。这种记录、存储的工作方式使植入式"Holter"应用的

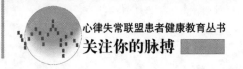

时间远远长于普通 Holter，可以连续使用 36 个月，是普通 Holter 的1 080 倍。

图 6-7-4　植入式"Holter"自动存储晕厥发作时的心电图

本图是由程控仪调出的植入式"Holter"自动存储的心电图，图中三角指示 A 处为自动触发的时间。记录器一旦触发自动存储功能，便会立即将触发前、触发后的心电图一并存储在记录器内。图中可见自动触发存储心电图的原因是患者出现了长时间的心脏停搏，停搏时间长达 15 秒左右。根据这份心电图可以确定心脏停搏是引起患者晕厥的原因

四、哪些患者需要应用植入式"Holter"

植入式"Holter"对患者的选择比普通 Holter 严格。只有那些不明原因的晕厥、有晕厥先兆、发作性头晕以及不明原因反复发作心慌、癫痫和惊厥的患者才使用植入式"Holter"进行长期的心电图监护与记录。植入式"Holter"对不明原因晕厥患者病因的诊断率最高，尤其对有显著症状心律失常事件的诊断率明显提高（图 6-7-5）。

五、植入式"Holter"使用中应该注意的问题

手术后，患者不需要卧床休息，但是在拆线前和拆线后 1 周均不能洗澡，皮肤切开部位应保持干燥。注意保护局部皮肤，不要用手玩弄、叩击记录器。如果记录器植入的伤口部位出现红肿、疼痛，则应该立即告知医生。

出院后还应切记：患者一旦出现心慌、晕厥等症状，应立即手动触发存储心电图。存储后应尽快到医院就诊，调出发生症状时的心电图，以利于及时鉴别晕厥是否与心律失常有关，这对患者的进一步治疗很重要。

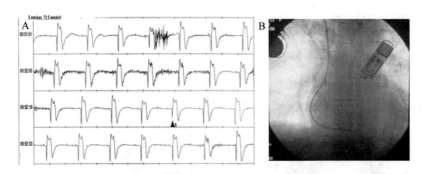

图 6-7-5　自动存储晕厥发作时的心电图与患者植入起搏器后的 X 线片

本图的患者反复晕厥 3 年，各项检查（包括直立倾斜试验）均呈阴性。A. 安装植入式"Holter"11 个月后，再次发生晕厥，调出存储的心电图证实晕厥发生时记录到三度房室传导阻滞，心室率为 28 次/分。B. 诊断后植入永久起搏器，患者从此无晕厥发生

第八节　超声心动图

心内科有一项很重要的检查——超声心动图。通过这项检查，医生不仅可以"看见"您的心脏结构是否有异常以及心脏血流的方向，还能了解您的心功能状况。为什么超声心动图有这么神奇的功能呢？就让我们从超声波说起……

一、超声波的发现

拉扎罗·斯帕拉捷（Lazzaro Spallanzani）是一位意大利科学家。他在研究失去视觉的蝙蝠如何飞行时发现，塞住蝙蝠的耳朵后，蝙蝠很快丧失了飞行能力。从此揭开了蝙蝠是靠听觉来辨别方向、捕捉目标的秘密。此后，经过许多科学家的进一步研究，终于弄清楚：蝙蝠在飞行时喉头发出一种超过人的耳朵所能听到的高频声波，这种声波沿直线传播，一旦碰到物体就迅速返回，蝙蝠的耳朵接收了这种返回来的高频声波，帮助它们作出准确的判断，引导飞行。

科学家们将声音每秒钟振动的次数称为声波的频率，它的单位是赫兹（Hz）。人类耳朵能听到的声波频率为 20～20 000 Hz。当声波的振动频率小

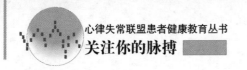
于 20 Hz 或大于 20 000 Hz 时，我们就听不到了。因此，科学家把频率高于 20 000 Hz 的声波称为"超声波"。蝙蝠发出的声波正是超声波。

二、多普勒的故事

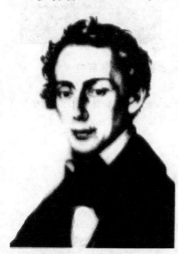

图 6-8-1　多普勒像

多普勒（Christian Johann Doppler）是奥地利的一位数学家和物理学家（图 6-8-1）。1842 年的一天，39 岁的多普勒路过铁路时恰逢一列火车从身旁飞驰而过。他发现火车从远处驶近时，汽笛声音越来越响，音调也变得更高（图 6-8-2A）；火车从近处驶向远方时汽笛声变弱，音调变低（图 6-8-2B）。他对这个物理现象产生了极大兴趣，并进行了研究。他发现这是由于声音振源（运动中的火车）与观测者之间存在着相对运动，使观测者听到的声音频率与振源频率不同，这就是频移现象。对于观测者而言，声源在运动时自己所听到的声音会发生变化。当声源接近观测者时，声波的波长减小，音调变高。当声源远离观测者而去时，声波的波长增加，音调变得低沉。音调的变化与声源、观测者间的相对速度和声速的比值有关。这一比值越大，改变就越显著，后来人们把这种现象称为"多普勒效应"。

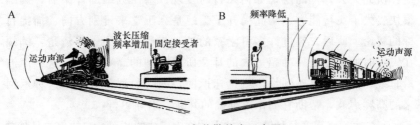

图 6-8-2　多普勒效应示意图

三、超声与医学的关系

超声波成像的原理是利用回声与原声波的差异产生图像，超声波经物体反射后会产生变化，这种变化与物体的形状和特性有关，可根据反射波确定物体的外形。

1880 年，Curie 兄弟发现石英一类非对称性晶体物质具有压电效应，即在电的作用下通过自身变化可以充当声波的发射器和接收器，这些声波频率大于 20 000 Hz。1937 年，Dussik 兄弟将上述发现（超声）用于诊断脑肿瘤。从此，超声开始在医学领域应用。20 世纪 50 年代，瑞典学者艾德勒在应用超声诊断心脏病方面作出了奠基性贡献。而超声成为一门成熟的科学则是在 20 世纪 70 年代。

四、什么是超声心动图？

超声心动图是利用超声波回声和多普勒效应的原理，探查心脏和大血管，以获取有关信息的一组无创检查方法，其所记录的心脏活动曲线被命名为超声心动图。

超声心动图的特点是利用超声波检查心脏并记录回波信息。用于超声心动图的声波的频率范围是 $1 \sim 10$ MHz（1 MHz＝1 000 kHz，1 kHz＝1 000 Hz）。

五、超声心动图的种类

超声心动图主要包括三大类。

 M 型超声心动图

M 型超声心动图是只能记录心脏结构的一维图像。用探头固定地对着心脏的某一部位，由于心脏规律性地收缩和舒张，所以心脏的各层组织与探头之间的距离也随之发生改变，在显示屏上呈现出随心脏的搏动而上下摆动的一系列亮点。当扫描线从左到右匀速移动时，上

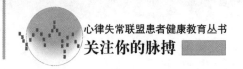

下摆动的亮点便横向展开，呈现出心动周期内心脏各层组织结构的活动曲线（图 6-8-3）。M 型超声心动图主要用于测定心脏结构、左心室的舒张期与收缩期直径，进而评估左心室容量。

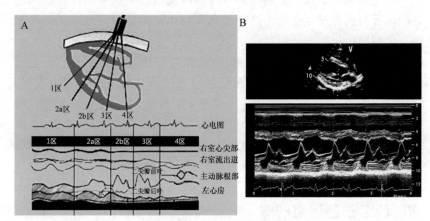

图 6-8-3　M 型超声心动图

二维超声心动图

　　二维超声心动图又称切面超声心动图，简称二维超声。其将从人体反射回来的回波信号以光点的形式组成切面图像，能清晰、直观、实时地显示心脏各结构的形态、空间位置及连续关系等，是超声心动图的基本检查方法（图 6-8-4）。二维超声心动图克服了 M 型超声的限制，更适用于评价心肌收缩异常和心室功能。

多普勒超声心动图

　　多普勒超声技术目前可分为脉冲式多普勒、连续式多普勒、高脉冲重复频率式多普勒、多点选通式多普勒以及彩色多普勒血流成像5 种。其中脉冲式多普勒应用最广，它是在二维超声心动图定位情况下，利用多普勒原理，采用一系列电子技术，实时显示心脏或大血管内某

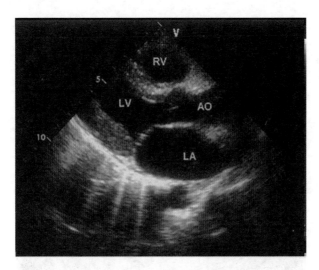

图 6-8-4　二维超声心动图

一点一定容积血流的频谱图（图 6-8-5），是一种无创的检查心内分流和反流的技术。连续式多普勒可连续发射脉冲波，因此具有测量高速血流的能力，用于定量分析心血管系统中的狭窄、反流和分流性病变。彩色多普勒血流成像技术集所有超声诊断的功能于一体，把心脏血流描绘得惟妙惟肖，能同时显示心腔某一断面上异常血流的分布情况，

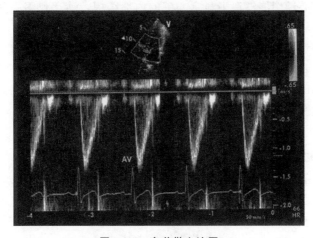

图 6-8-5　多普勒血流图

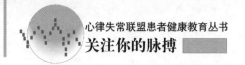
还能反映血流的途径及去向，明确血流的性质，测量血流束的面积、轮廓、长度、宽度，更直观地反映心脏结构异常与心脏血流动力学异常的关系（图6-8-6）。

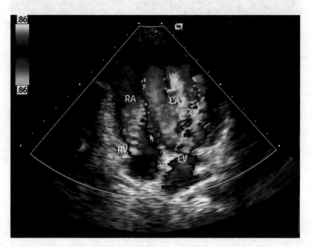

图6-8-6　彩色多普勒超声心动图

六、哪些患者需要进行超声心动图检查？

超声心动图能够清晰显示心脏的内部结构，动态观察心脏的各切面，心内解剖结构的连续性、空间关系及其在心动周期中的实时活动，还可以测定心腔内径、显示心脏和大血管结构、分辨心脏和血管的血流状态、判断心腔内压力变化、评价左心室功能（收缩、舒张）、评估心脏运动的协调性。所以凡需要了解心脏和血管结构、心腔内压力变化、评价左心室功能的患者，都应进行超声心动图检查。

七、心律失常的患者做超声心动图有意义吗？

在回答这个问题前，首先需要了解心脏的结构、大小及其与心律失常的关系。很多先天性心脏病或后天获得性心脏结构发生改变的心脏病患者，或出现心功能不全的患者都会出现心律失常，甚至是严重的心律失常。还有一些患者若心律失常持续较长时间，也会引起心脏扩大、心功能不全等改变。所以，心律失常患者进行超声心动图检查对诊断与治疗具有很大的临床意义。

综上所述，超声心动图是一种无创的检查，与心血管造影、心导管相比，更安全、易行，且价格低廉。现在超声心动图和 X 线、心电图一样，已成为临床诊断心血管疾病重要的三大常规检查之一。

（许　原）

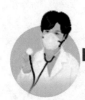

第七章

常用的治疗心律失常药物

人的一生中可能都发生过心律失常，大多都是良性的，不需要治疗。但是，有些症状较重的患者，由于心律失常干扰了自己的正常生活，那就应该治疗了。更重要的是有些影响心脏功能的心律失常甚至危及生命的心律失常，就必须进行治疗了。尽管现在已经有了器械、手术等治疗方法，但是，最基本的还是药物治疗。

第一节　概　述

一、什么是抗心律失常药？

抗心律失常药是一类用于治疗心脏节律紊乱的药物。这些药物能够使心律和心率恢复正常。以前，有的医生把心律失常看成心脏之"痒"，而抗心律失常药是止"痒"的药膏，用足量的药膏能够缓解痒感。在过去几十年里，通过研究已经阐明了许多心律失常以及相关治疗药物的机制。除明确了抗心律失常药物的治疗作用以外，也认识到了某些抗心律失常药物还可能导致心律失常的情况，因此对抗心律失常药物有了新的认识。抗心律失常药是毒性最大的药物，它很可能触发更危险的心律失常。

　　在重新认识抗心律失常药的同时，也应了解确实没有必要过分担心抗心律失常药的不良反应。一方面，在医生的指导下合理用药，很少会发生恶性事件；另一方面，毕竟随着埋藏式心脏复律除颤器、射频消融和其他新兴技术的出现，对于一些心律失常患者，这些技术已经替代了抗心律失常药的应用。

二、什么情况下应用抗心律失常药？

　　一般情况下，没有心脏病也没有症状的心律失常不需要治疗，尤其是各种早搏。如果发生有心脏病的心律失常患者，危及是治疗心脏病和引起早搏的原因；如果发生明显影响心脏功能、危及生命的心律失常，应予以积极治疗，一般首选抗心律失常药物治疗。在过去十几年中，抗心律失常药的使用已大为减少，其他新兴的抗心律失常治疗方法已经显著改善了心律失常患者的预后。但是抗心律失常药的缺点和新技术的应用并不能掩盖抗心律失常药的作用。在适当情况下，应用药物治疗心律失常还是非常有必要的。

　　尽管埋藏式心脏复律除颤器（ICD）在临床上已经有25年的应用历史，但目前仍仅适用于一小部分心律失常性死亡的高危患者，实际也只有少数人使用了ICD。并且，ICD不能预防心律失常的发生，仅在危及生命时发挥作用，平时还是要靠药物治疗，预防发作。在应用导管消融技术治疗房颤（人群中最常见的连续性心律失常）方面，尽管已做了长时间的努力，但是也很难使其成为能广泛应用、足够有效和安全的治疗措施。

　　因此，了解一些抗心律失常药的知识非常重要。本章就简单介绍一下常用抗心律失常药的药动学（药物的吸收与清除）、药理作用、用药方法、适应证（可以治疗哪些心律失常）和不良反应。但是，希望患者朋友不要自行用药。正像前面所说的那样，抗心律失常药是不良反应较大的一类药物，一定要在医生的指导下用药。

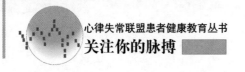

第二节　利多卡因

利多卡因（lidocaine）于 1943 年开始作为局部麻醉药应用于临床，1950 年起逐渐成为治疗急性室性心律失常的药物，而且一直是许多急救站治疗急性室性心律失常的首选药物。

药物的吸收与清除

虽然利多卡因可以在胃肠道很好地被吸收，但经过肝代谢后药量明显减少，所以需要静脉注射。静脉给药后只有很少的一部分经肾排泄。利多卡因约 70% 与血浆蛋白结合，在应激时（如急性心肌梗死），血浆蛋白与利多卡因的结合量增加。血浆结合利多卡因浓度增加可使血浆清除半衰期从 1～2 小时延长到 4 小时，这样就可以使利多卡因浓度增加。

用药方法

通常以 1.5 mg/kg 的速度静脉注射快速达负荷量，进而以 1～4 mg/min 的速度维持滴注。快速给药时，利多卡因首先快速分布到靶器官和腺体（1 期分布），但 20 分钟内又分布到身体的其他部位（2 期分布）。2 期时，最初的快速效应下降。因此，在最初负荷量后，可每隔 10 分钟追加 2～3 次的冲击量，冲击量为首剂负荷量的一半。

治疗疾病

利多卡因对室性心动过速有效，由于能很快达到治疗浓度，因此常作为急诊治疗心律失常的首选药物。该药可降低急性心肌梗死时的室颤发生率，但是不能降低死亡率。

不良反应和药物相互作用

利多卡因主要的不良反应是言语不清、眩晕、口周麻木、感觉异常、癫痫样发作、呼吸停止，一般在高血浆浓度时出现。

有些药物可以影响利多卡因的血浆浓度，普萘洛尔、美托洛尔、西咪替丁（雷尼替丁不影响）可使肝血流减少，导致利多卡因浓度增加。苯巴比妥可降低利多卡因浓度。利多卡因很少引起心律失常。

第三节　美西律

美西律（mexiletine）是与利多卡因相似的口服药物。

药物的吸收与清除

美西律在消化道几乎完全被吸收，4～6小时达到血浆最高浓度。药物的蛋白结合率为70%，主要经肝代谢，清除半衰期为8～16小时。

用药方法

由于不同个体的代谢有差异，以及治疗剂量和中毒剂量有交叉，所以剂量必须个体化。一般说来，如果患者没有肝病，则使用150 mg，每8小时一次；数天后（至少3天），如果没有中毒发生，则可增加至200 mg，每8小时一次；再过数天，如果没有中毒发生，则剂量可进一步增加，除非出现中毒表现。要在医生指导下增减药量。一般情况下，使用750毫克/天的剂量很少会出现明显的不良反应。

治疗疾病

美西律的应用与利多卡因相似，可有效控制室性心律失常。但与利多卡因不同的是，美西律不太适用于治疗急性心律失常，因为逐渐增加药量到有效治疗剂量需要很多天。因此，该药的应用主要限于慢性室性心律失常。美西律可以有效抑制室性早搏和持续时间短的室性心动过速（<30 min），但这些心律失常总体来说不必治疗，除非引起明显的症状。

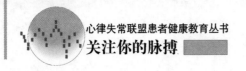
不良反应和药物相互作用

与利多卡因类似，美西律的不良反应主要有颤抖、视物模糊、运动失调。胃肠道症状也常见。有的可使严重心肌病患者心功能恶化。偶有血小板减少的报道。苯妥英钠、苯巴比妥、利福平可以降低美西律的浓度，西咪替丁、氯霉素、异烟肼则可使之增高。美西律可以增高茶碱的浓度。美西律和利多卡因的不良反应可以累加。美西律很少引起心律失常。

第四节　普罗帕酮

普罗帕酮（propafenone）出现于 20 世纪 60 年代末期，也叫做心律平。

药物的吸收与清除

普罗帕酮在胃肠道内吸收良好，口服后 2～3 小时可达到最高血浆浓度，经过肝代谢后药量明显减少。药物剂量增加时，肝代谢饱和，因此，增加较小的剂量就可导致药物浓度明显增高。其蛋白结合率为90%，经肝代谢。血药浓度稳定后，清除半衰期为 6～7 小时。一般来说，在稳定的药物剂量下，3 天可以获得稳定的血药浓度，即药效达到稳定状态。

用药方法

普罗帕酮的常用剂量为每 8 小时 150～300 mg。一般来说，开始剂量为每 8 小时 150 mg 或 225 mg，剂量可以增加，但是，至少过 3 天才能增加一次。要在医生指导下增减药量。

药物对心脏的影响

普罗帕酮减小心肌收缩力的作用相对较弱；同时该药可减慢运动

时心率，这两种作用可能是其 β 受体阻滞剂样作用导致的。

治疗疾病

普罗帕酮可以有效治疗各种房性和室性心律失常。

不良反应和药物相互作用

普罗帕酮最常见的不良反应是眩晕、轻度头痛、运动失调、恶心、口腔内有金属异味。普罗帕酮可使心力衰竭恶化，尤其是对于有心力衰竭病史的患者。普罗帕酮可以导致面部皮疹和一种发疹性脓疱病（表现为皮疹伴发热、白细胞增高）。一般说来，普罗帕酮的不良反应比其他抗心律失常药更多。

普罗帕酮有引起心律失常的作用，但主要限于有心脏病的患者。

普罗帕酮与许多药物具有相互作用。苯巴比妥、苯妥英钠、利福平可降低其药物浓度，奎尼丁和西咪替丁可增高其药物浓度。普罗帕酮可增高地高辛、普萘洛尔、美托洛尔、茶碱、地昔帕明、环孢素的浓度，增强华法林的作用。

第五节　莫雷西嗪

莫雷西嗪（moricizine）是一种吩噻嗪衍生物，自 20 世纪 70 年代开始在前苏联应用。

药物的吸收与清除

口服给药时，莫雷西嗪几乎可以完全被吸收，1～2 小时达到最高血浆浓度，很大程度上经肝代谢成为大分子化合物，该化合物有影响心电活动的作用。药物母体的清除半衰期范围较大（3～12 小时），但是它的某些代谢产物的半衰期实际上更长。莫雷西嗪的血浆浓度不能代表药物的有效性。

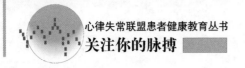
用药方法

莫雷西嗪的初始剂量通常为 200 mg，每 8 小时一次。可以增加到 250～300 mg，每 8 小时一次。一般来说，剂量增加的频率不超过每 3 天一次。肝功能减退时应当减小剂量。

治疗疾病

莫雷西嗪对房性和室性心律失常具有中度治疗效果，还可以治疗预激综合征导致的心动过速，对房颤和房扑亦有效。其治疗室性心律失常的作用明显强于美西律等同类药，但明显弱于普罗帕酮等药物。莫雷西嗪可增加心肌梗死患者的死亡率。

不良反应和药物相互作用

总的来说，莫雷西嗪具有相当好的耐受性。大多数不良反应与胃肠道和中枢神经系统有关。眩晕、头痛、恶心是最常见的不良反应。莫雷西嗪有引起心律失常的作用。西咪替丁可增高莫雷西嗪的浓度，而莫雷西嗪可降低茶碱的浓度。

第六节　β 受体阻滞剂

β 受体阻滞剂（简称 β 阻滞剂）通过抑制一种体内被称为儿茶酚胺的物质的活性而发挥抗心律失常作用。与其他抗心律失常药相比，这类药物在抑制心律失常方面的作用平平。然而，在某些情况下，β 阻滞剂发挥着强有力的保护作用——已证实它们能显著降低某些患者的猝死发生率。

由于这些药物在治疗形形色色的临床疾病中获得的成功，因而已经合成了二十几种 β 阻滞剂，目前在我国应用的有数种。这类药物的抗心律失常作用彼此之间十分相似。

治疗疾病

（一）室上性心律失常

β阻滞剂的主要作用是控制统治心脏跳动的"司令部"及心电传导的关键部位。β阻滞剂治疗室上性心律失常的有效性主要与心律失常对"司令部"及心电传导关键部位的依赖程度有关。β阻滞剂治疗某些室上性心律失常十分有效。因此，它们常常能终止心律失常并有助于预防这些心律失常的复发。

β阻滞剂对源于心房肌肉的心律失常仅具有微弱的直接抑制作用。然而，β阻滞剂可减少心跳的次数，在这方面仍然十分有用。对于少数患者，β阻滞剂也有助于预防源于心房的心律失常。在这种情况下，房性心律失常的发作常与运动有关。

（二）室性心律失常

一般来说，β阻滞剂在抑制室性早搏或室性心动过速方面并不十分有效。然而，在某些情况下却是有效的。例如，对于运动诱发的室性心律失常，可以应用β阻滞剂。此外，已经证明β阻滞剂能减少急性心肌梗死期间室颤的发生频率，显著改善生存率，并降低心肌梗死患者的猝死危险。

β阻滞剂也可有效治疗某些遗传性长QT综合征。这些综合征以运动期间或极度情绪激动时的晕厥或猝死为特征。β阻滞剂可以减少这类患者心律失常的发生。

目前国内常用的β阻滞剂

从很大程度上说，在治疗心律失常和心肌缺血方面，现有的所有β阻滞剂都具有相似的效果。那么，对于治疗心律失常选择β阻滞剂，主要是挑选对患者恰当的药物。选择时要考虑到药物的相对效力、血管扩张作用以及患者的合并疾病等因素。表7-6-1列举了目前国内常用的β受体阻滞剂及其某些特性。

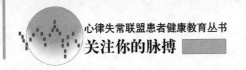
表 7-6-1 常用的 β 受体阻滞剂

药　物	β₁受体选择性	血管扩张	脂溶性	半衰期(h)	用药剂量
阿替洛尔	＋	－	低	6～9	成人常用量：开始为每次 6.25～12.5 mg，每天 2 次，口服。按需要及耐受量逐渐增至 50～200 mg。肾功能损害时，减小剂量。
卡维地洛	－	＋	中	7～10	原发性高血压患者推荐每天用药 1 次，口服。成人：推荐开始 2 天的剂量为每次12.5 mg，每天 1 次；以后每次 25 mg，每天 1 次；如病情需要，可在 2 周后将剂量增加到最大推荐用量，每天 50 mg，每天 1 次或分 2 次服用。
比索洛尔	＋＋	？	？	10～12	每天 1 次，口服。起始剂量为 2.5 mg，最大剂量每天不超过 10 mg。
拉贝洛尔	－	＋	低	3～4	治疗高血压，口服：开始时每次 100 mg，每天 2～3 次。如疗效不佳，可增至每次 200 mg，每天 3～4 次。
美托洛尔	＋	－	中	3～4	治疗高血压，口服：每次 100～200 mg，每天 2 次。
普萘洛尔	－	－	高	3～4	(1) 高血压：口服，初始剂量为 10 mg，每天 3～4 次。剂量应逐渐增加，每天最大剂量为 200 mg。(2) 心绞痛：开始时 5～10 mg，每天 3～4 次；每 3 天可增加 10～20 mg，可渐增至每天 200 mg，分次服用。

β_1 受体

受体选择性是指 β_1 受体（分布于心脏）和 β_2 受体（分布于外周血管和支气管）选择性。比索洛尔、阿替洛尔和美托洛尔等具有受体选择性的药物对 β_2 受体仅有微弱的阻断作用，因而可相对安全地用于肺部疾病患者或外周循环受损的患者。

β 阻滞剂的脂溶性在一定程度上决定了其代谢途径（脂溶性药物一般经肝代谢，而水溶性药物一般经肾排泄）和能否透过血脑屏障（透过血脑屏障的药物更易于产生中枢神经系统方面的不良反应，如乏力、抑郁、失眠或幻觉）。

β 阻滞剂的效力不是最主要考虑的因素，需要注意的是各种 β 阻滞剂的推荐剂量显著不同，对所用药物的剂量必须作相应的调整。

总之，β 阻滞剂是一类在治疗心律失常方面效果相似的药物。在选择用药时的主要考虑是药物的排除途径（以避免药物在肝、肾疾病患者体内的蓄积）、不良反应以及是否具有受体选择性和血管扩张作用。

不良反应和药物相互作用

β 阻滞剂最常见的不良反应是支气管痉挛、跛行、雷诺现象、掩盖低血糖反应和乏力。值得注意的是，尽管 β 阻滞剂可导致某种程度的心肌抑制，但心力衰竭患者在小心加用 β 阻滞剂后很少明显恶化。事实上，β 阻滞剂可改善心力衰竭患者的生存率。心动过缓是大家普遍认识的 β 阻滞剂的不良反应，但患者若无心脏传导系统的基础疾病，使用这些药物很少出现有症状的缓慢心律失常。

普萘洛尔等短效 β 阻滞剂在冠状动脉疾病患者中的突然停药可导致缺血性心脏病加重。使用长效 β 阻滞剂的停药综合征则会显著减少。

β 阻滞剂的其他不常见的不良反应包括皮疹、发热、性功能障碍、抑郁和胃肠道症状。对于糖尿病患者，β 阻滞剂可掩盖低血糖症状并可导致低血糖，或通过降低胰岛素水平而导致高血糖。

通过恰当的药物选择，可以避免 β 阻滞剂本身相关的某些不良反

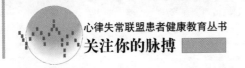
应。如前所述，具有 β_1 受体选择性的药物对于一些患者可能有助于避免支气管痉挛、低血糖恶化、跛行和雷诺现象。使用脂溶性低的药物可能有助于防止中枢神经系统不良反应。

西咪替丁可增加脂溶性 β 阻滞剂在肝的代谢，而巴比妥类药物则可使其代谢减弱。氢氧化铝可延缓 β 阻滞剂的吸收。利多卡因在肝的代谢可因使用亲脂性 β 阻滞剂（如普萘洛尔）而减弱。

第七节　胺碘酮

胺碘酮（amiodarone）最初是作为一种血管扩张药治疗心绞痛而于 20 世纪 60 年代在比利时合成的。20 世纪 70 年代初，人们注意到了它的抗心律失常效果，胺碘酮很快成为许多欧洲国家广泛使用的抗心律失常药。20 世纪 80 年代，美国开始应用胺碘酮。

药物的吸收与清除

确切地说，胺碘酮的临床药理学可以描述为奇异、复杂而未完全阐明。经胺碘酮口服后，30％～50％经胃肠道吸收，一经吸收即表现出一种复杂的分布形式，通常被简单描述为三室模型。第一室或中央室被认为由血管内腔组成。积极给予负荷剂量，中央室可在 24 小时内大致饱和。第二室或外周室可能由机体的大部分器官组成。通过典型的负荷给药方法，外周室需要 5～7 天才开始饱和。认识到这一点非常重要，因为胺碘酮抗心律失常作用的发挥需要充分填充外周室。第三室或深部室由机体脂肪组成，饱和需经数周或数月，实际上可能永远达不到饱和状态。由于第三室的深度，胺碘酮具有巨大的分布容积，是机体容积的许多倍，经计算高达 500 升。胺碘酮的组织浓度在器官间的差异很大，在脂肪含量高的肝、肺等器官中浓度最高。在体内，胺碘酮在上述三室中达到一种平衡状态。如果终止用药，中央室（血清）的胺碘酮浓度会迅速下降到低水平，但由于药物从外周室及深部室缓慢释放，这一低水平的血清浓度可持续存在数周或数月。

胺碘酮经肝代谢为去乙基胺碘酮，后者具有与母药相似的作用。胺碘酮或去乙基胺碘酮极少随尿液或粪便排泄，基本被储存而不排泄；其主要消除途径实际上可能是含胺碘酮的上皮细胞逐渐自然脱落。据报道，胺碘酮的半衰期为 2 周至 3 个月；达到负荷剂量后每天仅需要很小的维持剂量，这也说明此药半衰期较长。

用药方法

胺碘酮特殊的药动学决定了它的给药方案。通常先每天 1 200～1 600 mg 分次口服；数天后（通常 5～14 天）每天服用 400～600 mg，持续数周；最后每天服用 200～400 mg 并长期维持（请在医生指导下用药）。这种负荷给药方案虽然源于经验，但却是合理的。通过给予数天至数周的大剂量，可以使中央室和外周室相对迅速地达到饱和状态。然而要达到稳定状态需要填充深部室，这需要数周的时间。

当治疗非致命性心律失常或用于预防潜在心律失常时，常使用更为温和的负荷方案。非激进的负荷方案可以避免大剂量给药导致的相关毒性反应，但需要相当长的时间才能获得稳定的抗心律失常效果。

静脉使用胺碘酮一般用于治疗其他方法治疗无效、危及生命的复发性快速室性心律失常。静脉给药最突出的血流动力学效应是低血压。

以静脉负荷量使用时，按如下方法在头 24 小时内给予 1 g 的剂量：头 10 分钟输注 150 mg（15 mg/min），随后 6 小时输注 360 mg（1 mg/min），在随后的 18 小时输注 540 mg（0.5 mg/min）。如果头 24 小时后仍需要静脉治疗，则以 0.5 mg/min 的速度持续输注（720 mg/24 h）。

治疗疾病

胺碘酮是一种广谱抗心律失常药。它对任何类型的快速心律失常都有效。

胺碘酮是目前对于反复室颤或严重室性心动过速最为有效的药物。早期一般将其限制用于那些经证实其他抗心律失常治疗无效的难治性快

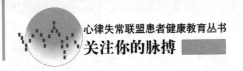
速室性心律失常患者。即便对于这种难治性人群，胺碘酮与其他常规药物相比，仍能将猝死危险性降低一半。目前口服胺碘酮治疗室性心律失常的主要目的是减少埋藏式心脏复律除颤器患者的电击次数，或者为不宜安装埋藏式心脏复律除颤器的患者提供部分有效的治疗。

胺碘酮在维持快速室性心律失常（包括房颤和房扑）患者的正常心律方面中度有效。心力衰竭患者在房颤复律后也可选用胺碘酮维持正常心律，因为它几乎没有不利的血流动力学效应，并且心律失常复发时通常能很好地控制心跳次数。胺碘酮对由预激综合征导致的心动过速和房室结双径路引起的心动过速也有效，但这些心律失常几乎都能经射频消融根治，应该较少使用胺碘酮。

不良反应和药物相互作用

胺碘酮的不良反应发生率很高，从轻微不适到危及生命。许多不良反应似乎与药物在一生中的蓄积量有关（而不是与每天的剂量有关）。因此，即便每天使用较小的剂量亦可见显著的不良反应，发生新的不良反应的风险随着治疗的持续而不断增加。在治疗的第一年内，近 15％的患者可发生不良反应，但长期治疗比例可增加到 50％以上。近 20％的患者因出现不良反应而需停药。据推测，胺碘酮许多独特的器官毒性与其所含的碘原子有关，这是其他抗心律失常药所不具有的特征。

胃肠道不良反应常见，但大多相对轻微。大剂量负荷服药期间，恶心、呕吐或厌食的发生率约为 25％，但这些症状常可随日剂量的减少而改善。胺碘酮可诱发食管下段括约肌麻痹，导致胃食管反流，这是一种不常见但有潜在破坏性的不良反应。

使用胺碘酮的患者中，约 25％可见转氨酶升高达正常值的 2 倍以上。尽管已经报道胺碘酮诱发的肝炎可见于约 3％患者，但大多数患者转氨酶升高可在几个月后恢复至正常。转氨酶持续升高的后果尚不明确，但偶有报道肝硬化的病例。

肺部并发症是胺碘酮引起的最危险的不良反应，是最可能致命的毒性反应。胺碘酮诱发肺炎后所致的成人急性呼吸窘迫综合征可见于胺碘酮治疗的任何时间，但最可能发生在手术后即刻（即术后的危险性最高），尤其是心脏手术。一般报道胺碘酮诱发急性肺炎的发生率为2％～5％，但长期治疗的累积发生率可能更高。使用胺碘酮也可引起慢性肺间质纤维化，其发生率尚不清楚。在胺碘酮诱发肺部问题时，一氧化碳弥散量几乎均受到抑制，但遗憾的是，这一实验室检查结果不具有特异性。许多使用胺碘酮的患者都有一氧化碳弥散量受抑制而临床上无明显的肺部问题。因此，常规进行肺功能检查无助于预测哪些患者可能最终发生肺毒性反应。

胺碘酮引起的甲状腺问题相对常见。约10％使用胺碘酮的患者最终可发生真性甲状腺功能减退症，较小比例患者发生甲状腺功能亢进症。甲状腺功能减退症通过使用甲状腺替代药物相对易于治疗，而甲状腺功能亢进症就其表现和治疗来说是难以处理的问题。胺碘酮引起的甲状腺功能亢进症有时表现为患者潜在快速室性心律失常的恶化。这是一种潜在的致命性问题。再者，由于胺碘酮本身含有丰富的碘，使用胺碘酮的患者碘储存量很高，因此妨碍了使用放射性碘进行碘治疗的可能性。更糟糕的是，使用抗甲状腺药物治疗胺碘酮引起的甲状腺功能亢进症可能很困难，甚至是不可能的。有时甲状腺切除术是唯一可行的控制措施。

胺碘酮的皮肤不良反应相对常见。约20％的服药者可发生显著的光过敏，最终一些患者日光暴露部位的皮肤呈蓝-灰色变，严重影响美观。

神经系统不良反应少见，但可包括共济失调、震颤、睡眠障碍和外周神经病变。

视觉症状（最常见夜间弱视或虹视）几乎见于所有服用胺碘酮的患者，偶尔会伴有角膜微沉积。

胺碘酮与多种药物有相互作用。最常见的是使华法林药效的增强和地高辛浓度的增高，也可增加奎尼丁、普鲁卡因胺、苯妥英钠和氟卡尼的浓度。胺碘酮可增强 β 阻滞剂和钙拮抗药的效果而导致负性肌力作用和缓慢型心律失常。

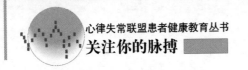

第八节　索他洛尔

索他洛尔（sotalol）是一种非心脏选择性的 β 阻滞剂，最初作为抗高血压药。1970 年，研究者注意到其具有抗心律失常作用，并开始将其作为抗心律失常药进行研究。1993 年，索他洛尔开始用于治疗室性心律失常，而目前也用于治疗房颤。

药物的吸收与清除

索他洛尔经胃肠道吸收良好，最高血浆浓度出现于服药后 2～3 小时。该药不被代谢，以原型经肾排泄，肾功能不全患者剂量应该减小。血浆清除半衰期为 7～8 小时。

用药方法

索他洛尔通常的开始剂量为 80 mg，每天 2 次。如果需要，剂量可逐渐增加到每天 240～320 mg，分次口服。建议至少隔 2～3 天递增 1 次剂量（请在医生指导下用药）。由于索他洛尔引起恶性室性心动过速的危险与 QT 间期的延长具有明确关系，因此在调整剂量时必须仔细监测 QT 间期。校正的 QT 间期（QTc）必须保持在 500 ms 以下。为抑制心律失常，可能需要每天 320 mg 以上的剂量，但较大的剂量可显著增加恶性室性心动过速的发生率（在 QTc 超过 550 ms 的患者中高达 11%）。

治疗疾病

索他洛尔可用于治疗严重的室性心律失常，但对所有类型的快速型心律失常可能都有用。一般认为该药比普罗帕酮和莫雷西嗪等更有效，但不如胺碘酮。

不良反应和药物相互作用

索他洛尔主要的不良反应与其非心脏选择性的 β 阻断作用（如缓慢型心律失常、负性肌力作用和哮喘加重等）以及引起恶性室性心动过速的倾向有关。充血性心力衰竭的加重最常见于心功能很差的患者，特别是那些有心力衰竭病史的患者。

使用索他洛尔应特别注意恶性室性心动过速的发生。剂量越大，QT 间期越长，危险性就越大。其对 QT 间期的延长作用在心率较慢时更为显著。因此，索他洛尔用于治疗房颤时，其相对安全性（即 QT 间期延长的幅度）必须在心律正常时进行评价，也就是说在心率最慢时发生恶性室性心动过速的风险最高。这类患者使用索他洛尔，必须观察到恢复正常心律后仍然安全才能离院回家。低钾血症也可增加索他洛尔引起恶性室性心动过速的发生率。因此，接受排钾性利尿药治疗的患者使用该药应该特别小心，这是避免将其用于充血性心力衰竭患者的另一原因。

索他洛尔与普罗帕酮和莫雷西嗪等药物同时使用可显著增加恶性室性心动过速的发生风险。索他洛尔能以一种叠加的方式增强其他 β 阻滞剂和钙拮抗剂的负性肌力作用和发生缓慢型心律失常作用。

第九节　伊布利特

伊布利特（ibutilide）是一种新的抗心律失常药，其针剂用于房颤和房扑的急诊复律治疗。

药物的吸收与清除

静脉输注后，伊布利特被广泛代谢为 8 种代谢产物。80％以上随尿液排出，仅 7％以原型排出。血浆清除半衰期不定（2～12 小时），但平均为 6 小时。口服给药经过肝时有显著的失活作用，因此只能静脉注射应用。

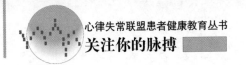
用药方法

伊布利特以 1 mg 经 10 分钟静脉注射给药。给药完毕 10 分钟后，若心律失常（房颤或房扑）未被终止，则可再静脉注射 1 mg。一旦心律失常终止，或者出现室性心律失常，或者出现 QT 间期显著延长，则应立即停止给药。给药完毕后，应对患者进行至少 4 小时的心电监护，或监护至 QT 间期恢复正常。

治疗疾病

伊布利特可以治疗房颤或房扑，使其恢复为正常心律。它可以作为选择性直流电复律的替代疗法。伊布利特终止这些心律失常（1 mg 的剂量 2 次给药后）的有效率为 44%。

不良反应和药物相互作用

伊布利特的主要不良反应是有引起恶性室性心动过速的倾向。在临床试验期间，伊布利特仅用于 QTc≤440 ms 的患者，并要求血清钾浓度在 4.0 mmol/L 以上。尽管采取这些防范措施，还是有一些患者会发生快速室性心律失常。需要紧急复律的持续性室性心律失常约占 1.7%，非持续性室性心律失常约占 4.9%。持续性室性心律失常的发生率在有充血性心力衰竭病史的患者中更高（约为 5.4%）。大多数室性心律失常发生于静脉给药后 1 小时内，但也有一些心律失常发生于给药后近 3 小时内。当与其他延长动作电位时程的药物合用时，伊布利特引起心律失常的可能性增加。因此，伊布利特不应与普罗帕酮、莫雷西嗪和胺碘酮等抗心律失常药合用，在伊布利特静脉给药后的 4～6 小时内也不应使用这些药物。使用吩噻嗪类（phenothiazines）、三环类抗抑郁药、四环类抗抑郁药或阻断 H_1 受体的抗组胺药的患者也应该避免使用伊布利特。

伊布利特的应用

　　伊布利特因其缺点而使总的临床应用十分有限。仅约 40% 的患者使用伊布利特有效，半数以上患者使用该药治疗仍需要直流电复律。伊布利特致尖端扭转型室性心动过速（一种特殊的室性心动过速）的发生率也是很大的问题，使用该药后较长时间的监护（不管其有效还是无效）也十分不便（表 7-9-1）。

表 7-9-1　胺碘酮、索他洛尔、伊布利特的临床药理学

	胺碘酮	索他洛尔	伊布利特
胃肠道吸收	30%～50%	＞90%	—
清除	肝	肾	肾
半衰期	30～106 天	12 小时	2～12 小时
剂量范围	800～1 600 mg/d×3～10 天，100～400 mg/d，口服	160～320 mg/d，口服	10 mg，10 分钟静脉注射，可重复

第十节　维拉帕米和地尔硫䓬

　　维拉帕米（verapamil）和地尔硫䓬（diltiazem）是治疗心律失常的钙拮抗剂。

药物的吸收与清除

　　维拉帕米口服给药 90% 以上被吸收，但经肝代谢后，生物利用度为 20%～35%。其蛋白结合率约为 90%。长期给药的血浆清除半衰期为 5～12 小时。极少量的维拉帕米以原型随尿液排出。紧急终止某些室上性心律失常可静脉注射维拉帕米。

　　地尔硫䓬与维拉帕米一样吸收良好，但经肝代谢后的生物利用度

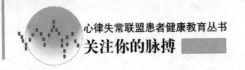

约为 40％。其蛋白结合率为 70％～80％。此药经肝代谢，血浆清除半衰期约为 3.5 小时。偶尔静脉用药控制房颤或房扑的心室率。

用药方法

维拉帕米的通常剂量为每天 240～360 mg，每 8 小时一次，分次给药。地尔硫䓬的剂量范围为每天 180～360 mg，分 4 次给药。两者均有长效剂型，每天可给药 1 次或 2 次。请在医生指导下用药。

维拉帕米可静脉注射给药，经 2 分钟给予 5～10 mg；10 分钟后可再给予 10 mg。

地尔硫䓬静脉给药时，应该以 0.25 mg/kg 的剂量（约 20～25 mg）经 2 分钟静脉注射，随后以 10 mg/h 的速度静脉输注。根据心室率反应，输注速度可上调至 15 mg/h。由于未进行较长时间的输注研究，不推荐 24 小时以上的持续输注。

治疗疾病

（一）快速室上性心律失常

维拉帕米和地尔硫䓬可以终止或预防心律失常，或者通过减慢心律失常的心室率反应而在许多室上性快速心律失常的处理中都非常有效。

（二）快速房性心律失常

所有这些心律失常均源于心房肌，因此钙拮抗剂对它们具有非常小的直接作用，但非常有助于控制快速房性心律失常期间的心跳次数。

一般来说，房颤期间的心跳次数比房扑或房性心动过速期间的心跳次数更易于控制。对于后两种心律失常，心跳次数变化不像房颤时那样平滑，而是不连续的"跳跃式"的突然变化。这种量子式反应也往往不易被控制。与此相反，慢性房颤的心跳次数常易于控制，尽管可能需要几种药物联合使用［钙拮抗剂加 β 阻滞剂和（或）地高辛］。

在急性情况下，已经证明静脉输注地尔硫䓬在控制房性心动过速的心跳次数方面非常有效。

（三）多源性房性心动过速

多源性房性心动过速几乎总是出现于急性疾病，最常见于急性呼吸衰竭。维拉帕米可改善这种心律失常。

（四）房室结双径路和预激综合征引起的心动过速

房室结参与的快速心律失常对钙拮抗剂治疗非常敏感。由于这些心律失常需要经房室结传导，因此，冲动在房室结的单次阻滞就足以终止这些心律失常。静脉注射维拉帕米在急性终止这些心律失常方面极其有效（有效率＞90％）。维拉帕米和地尔硫䓬在预防这些心律失常的复发方面中等有效。

（五）快速室性心律失常

维拉帕米和地尔硫䓬在典型快速折返性室性心律失常的治疗方面均无效。

然而，维拉帕米可有效治疗室性心动过速中的两种情况——反复发作的单形性室性心动过速和特发性左室室性心动过速。

不良反应和药物相互作用

维拉帕米具有显著的抑制心肌收缩力的作用，对心室功能受损的患者可促发充血性心力衰竭。像许多钙拮抗剂（其中许多药物仅治疗高血压）一样，维拉帕米可引起显著的低血压。其他不良反应包括便秘、头晕、恶心、头痛、水肿和缓慢型心律失常。当维拉帕米与其他抗高血压药合用时，可加重低血压。当维拉帕米与普罗帕酮、莫雷西嗪和β阻滞剂合用时，可加强抑制心肌收缩力的作用。维拉帕米可增高卡马西平、环孢素和茶碱的药物浓度。利福平和苯巴比妥可降低维拉帕米的浓度。对服用锂剂的患者，维拉帕米可降低血清锂浓度；另一方面，维拉帕米可增加患者对锂剂的敏感性。

地尔硫䓬也具有抑制心肌收缩力的作用，但在临床上，地尔硫䓬

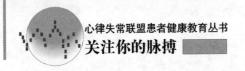
所致的心室功能损害很少见。地尔硫䓬和维拉帕米相似，可导致缓慢型心律失常和低血压，也有增高肝酶的可能。其他不良反应包括皮炎、头痛、头晕和虚弱。

当地尔硫䓬与β阻滞剂或抗高血压药合用时，可引起心动过缓、低血压，可能还有心室功能的恶化等不良反应发生叠加。西咪替丁和雷尼替丁可增高地尔硫䓬的浓度。地尔硫䓬可增高地高辛、环孢素和卡马西平的浓度。

（刘文玲）

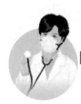

第八章

常用的治疗心律失常器械

　　对于心律失常患者而言，我们有一系列的医疗器械来帮助其治疗。日常生活中最常听说的有起搏器、除颤器等。其中，除颤器大家族中又包括体外除颤器、体外自动除颤器（AED）、埋藏式心脏复律除颤器（ICD）、佩戴式体外除颤器等。在这些五花八门的"神器"当中，有一些是我们普通老百姓就可以自行使用的，还有一些是需要专业的医务人员在特定场合使用的。但无论如何，对这些常用的治疗心律失常器械有一个初步的了解都是十分有必要的。在未来的某一天，或许这方面的基本知识和技能会起到拯救自己或身边人生命的神奇作用。本章将会对几种常用的治疗心律失常器械进行简要的介绍。

第一节　起搏器

　　起搏器——一个看似高端而神秘的医疗设备，目前已经广泛应用于治疗很多心律失常患者，而且正逐步得到越来越多的关注。起搏器主要由脉冲发生器和导线组成，主要服务对象是心跳过慢的人群，它可以恢复心脏的规律跳动，保证心脏泵出足够的血液来供应全身，从而防止头晕、眼花、无力等症状，必要时还会预防晕厥和猝死的发生。对于病情不同的患者，需要安装的起搏器类型是不尽相同的，比较常见的起搏器类型有心室按需型起搏器（VVI）、心房同步型起搏器（AAI）、双腔起搏器

（DDD）等。起搏器的植入是一个很简单的微创小手术，术后患者可以进行正常的活动和饮食。但是，患者在植入起搏器之后需要进行定期的随访，医生会通过程控装置了解起搏器的工作状况，必要时会对起搏器的参数做出相应的调整。一般双腔起搏器的寿命为 6～8 年，单腔起搏器的寿命可达 8 年以上。当起搏器的电池耗尽以后，患者就需要再次手术更换起搏器了。在本节内容当中，我们将会对上述相关问题进行详细阐述。

一、什么是起搏器？

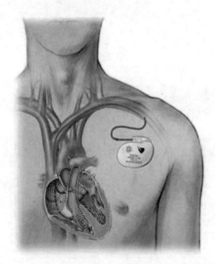

图 8-1-1 起搏器系统

起搏器实际上由两部分组成：①脉冲发生器，也就是平常所说的起搏器，埋藏在胸前皮下，植入后用手在体表就能摸到其外形。②起搏器导线，用来连接脉冲发生器和心脏的电线（有些起搏器需要一根导线即可，而有些需要两根、甚至三根、四根导线）（图 8-1-1～图 8-1-8）。

脉冲发生器内部主要的重量装置是电池（大容量的锂电），另一部分是各种复杂的电路系统，犹如起搏系统的"大脑"。随着科技的进步，现在的起搏器体积越来越小，长与宽不超过 5 cm，厚度小于 6 mm，重量为 20～30 g，有的甚至只有 12.8 g。

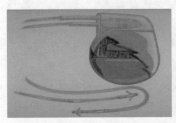
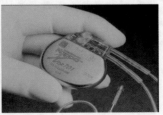

图 8-1-2 起搏器系统的组成

起搏器最常是植入到右侧锁骨下的上胸部皮下。起搏器的导线是绝缘的，并且很细，沿着静脉进入到心脏内，把脉冲发生器和心脏联系起来，一方面把起搏器发放的电刺激传输到心脏，从而让心脏跳动，另一方面又会从心脏收集电信号并反馈给起搏器，以保证心脏本身的跳动与起搏器发出电刺激的跳动步调一致、和谐而不互相矛盾。

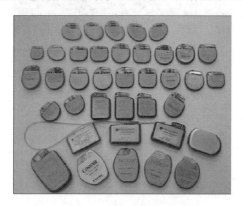

图 8-1-3　各种各样的起搏器和 ICD

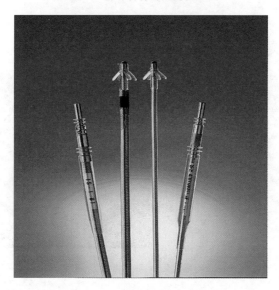

图 8-1-4　起搏器的电极导线

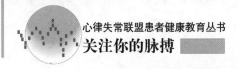
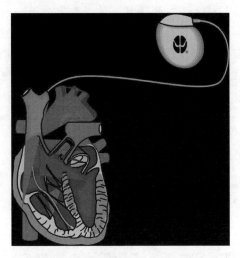

图 8-1-5　单腔起搏器——"一居室"

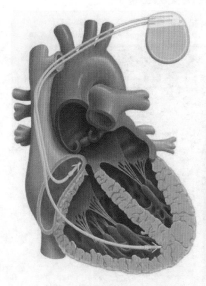

图 8-1-6　双腔起搏器——"两居室"

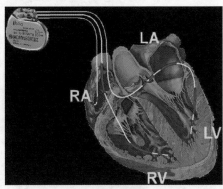

图 8-1-7　三腔起搏器——"三居室"

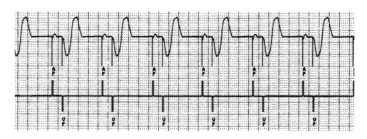

图 8-1-8 起搏心电图

二、什么情况下需要安装起搏器?

大多数情况下，起搏器是为那些心率过慢而引起不适的人准备的。有许多原因可以引起心率减慢，两类最常见的需要安装起搏器的疾病是窦房结病变和心脏传导系统病变。这些疾病可导致：①持续性地心跳过慢。②间歇性地心跳过慢。③心跳过慢与心跳过快相交替。当发生以上这些情况后，心脏将无法泵出足够的血液满足全身的需要。这样患者便出现头晕、眼花、乏力、健忘、心慌及眼前发黑等症状，甚至突然晕倒、猝死。出现这些情况后，一般均需安装起搏器治疗。除此之外，以下几种情况也可能需要安装起搏器：

1. 颈动脉窦高敏综合征　常因衣领高转头而出现晕厥，或轻压颈动脉即可引起 3 秒以上的心脏停搏。

2. 梗阻性肥厚型心肌病　心脏超声可以确诊，通过特殊的起搏器可减轻左心室流出道梗阻，并为大剂量应用药物保驾护航。

3. 顽固性心力衰竭　通过特殊的抗心力衰竭起搏器，除右心房、右心室分别植入电极外，还要通过冠状静脉系统植入左心室电极，以恢复房室同步和双心室同步，60%～70%顽固性心力衰竭患者的心功能可得到明显改善。

三、起搏器会对您有何帮助?

每个人的心脏都有自身天然的起搏系统，用心脏自己产生的微弱的生物电控制心率和心律。植入起搏器后，脉冲发生器会监测到您自身的

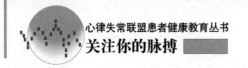

心率和心律。一旦自身的心电脉冲发放过于缓慢甚至不发放，或未能正常下传而发生故障，起搏器就可以自动发放脉冲，刺激心脏，从而恢复您的心跳，帮助您恢复正常的心率和心律，使您的不适症状得到改善。许多安装了起搏器的患者从而得以回到从前充满活力的生活状态。

起搏器还有很多更生理化的功能。比如，应用起搏器的频率自适应功能，可以让起搏器根据您自身的代谢需求而自动调整起搏器的频率，运动时能加快起搏频率，而休息时则可减慢起搏频率，更加符合人体心脏和身体的需求。

四、起搏器植入手术过程是怎样的？

如今，植入起搏器是一个非常普通的小手术，可在手术室或心导管室进行，大约需要 1 小时。该过程只需极少的局部麻醉，在整个手术过程中您将是清醒的，可以放松地与医生对话和接受手术。

通常在锁骨下方的上胸部切开一个横切口，将起搏器的电极导线通过锁骨下的静脉进入心脏。医生通过电视荧光屏（一种 X 线监视装置）的指示将起搏器电极的前端固定在心腔内的特定部位，测试各参数满意即可。接下来是把一个小巧的脉冲发生器（即起搏器）与电极导线连接，并将其放入切口内的皮肤下（囊袋），最后将皮肤缝合，关闭切口，手术就大功告成了。

在手术结束以后，您即可回到病房（国外通常是患者自己走回病房），立即可以进食、饮水、下地、如厕等。以后的几天您如果觉得切口处疼痛，可以用适量的止痛药，但大多数人可以忍受而不需要止痛药。对于容易出血的患者，医生还会在伤口处压一个沙袋（6 小时即可撤除）。一般 7 天后即可视伤口情况进行拆线，您可以在拆线后出院，或先出院再回来拆线。

五、什么是单腔起搏器和双腔起搏器？

单腔起搏器和双腔起搏器分别是指起搏系统在一个和两个心腔感知或起搏。感知是指起搏器识别、判断自身心电活动的能力。起搏是指起搏器发放电刺激，起搏心肌并保持稳定节律的功能。当起搏器只在一个心腔（无论是心房或心室）起搏和感知时，即称为单腔起搏系统，医生常形象地称之为"一居室"（图 8-1-5）。

如果起搏器能同时起搏或感知心房和心室，便称为双腔起搏器，也就是"两居室"（图 8-1-6）。至于"一居室"和"两居室"哪一种更适合，需要医生根据病情及经济能力作决定。

心衰患者往往需要"三居室"甚至"四居室"，视不同情况而定。

六、几种常见类型的起搏器

 VVI 型起搏器

VVI 型起搏器又称心室按需型起搏器。这种起搏器是将电极导线置入右心室，是目前单腔起搏器中使用最多的一种。VVI 型起搏器适应证广，能避免心室竞争心律，适用于各种类型的心动过缓。缺点是心室起搏与心房不同步，不是生理性起搏，易引起血流动力学紊乱，造成手术后"起搏器综合征"。

 AAI 型起搏器

AAI 型起搏器也是一种单腔起搏器，是将电极导线置入右心房内。由于起搏是从心房内开始的，符合正常的房室起搏顺序，因此是一种生理性起搏，可产生较好的血流动力学效果，但患者将来一旦发生房室传导阻滞，仅有心房起搏，而电激动不能下传到心室，会出现严重甚至致命的心室停搏。最新的欧洲指南建议，凡适合植入 AAI 型起搏器的患者均应植入 DDD 型双腔起搏器。

 DDD 型起搏器

DDD 型起搏器是将两根电极导线分别置入心房和心室，两根电极都

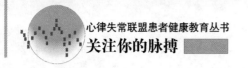

具有感知和起搏功能，也称房室全能型起搏器。DDD 型起搏器可以根据自身心律情况采取四种不同的起搏工作方式，从而最大限度地满足生理起搏的需要，是目前较为先进的起搏方式。DDD 型起搏器适用于几乎所有心动过缓的患者，如窦性心动过缓伴或不伴房室传导阻滞、永久性或间歇性房室传导阻滞者，但不适用于持续性房性心动过速、房颤或房扑患者。

七、起搏器能用多久？

起搏器的使用年限取决于起搏器电池的寿命及起搏器实际的工作情况。一般双腔起搏器的寿命为 6～8 年，单腔起搏器的寿命可达 8 年以上，大容量电池起搏器的寿命则更长。通常，起搏器的电池是不会突然耗尽的，植入起搏器后定期随访的目的之一就是检查起搏器的电池情况。当电池将用完时，起搏器会发出警告，此时医生会为患者安排起搏器更换手术。起搏器的电池不能像一般电池那样被更换，它的电池和电路一起被密封在脉冲发生器中，从而隔绝体液以防短路。因此如果电池即将用尽，就须手术更换起搏器。

八、起搏器植入术后应该注意些什么？

术后，患者植入起搏器一侧的前臂不宜进行大幅度活动，起搏器部位也请勿按摩，但可在小范围内活动手臂以防止血栓形成，尤其是老年患者。局部伤口用沙袋压迫 4～6 小时，24 小时后可换药并观察伤口的情况。起搏器植入术创伤比较小，因此一般术后疼痛不重，很少有患者需要使用镇痛药物。术后患者即可下地活动，并不要求卧床休息。术后饮食即刻恢复正常，不需要特殊限制饮食，但应以清淡、易消化的食物为宜。

九、出院以后应注意哪些问题呢？

植入起搏器后一段时间内，一般在 1 个月左右来门诊复查时，医生会给您一张保险卡片，相当于起搏器的身份证，应当妥善保存，最好复印一个备份以防丢失。保险卡片上会登记您植入的起搏器型号、起搏器工作的保险年限、植入起搏器的医院和医生的姓名等信息。无论您走到哪个城市，只要携带此卡，各个医院的起搏器随访医生都会明白您安装的起搏器类型和主要信息，可通过遥测了解仪器的情况。您也可从卡片上了解起搏器的大致寿命，以便在仪器电池耗尽之前及时更换。另外，在乘坐飞机时应携带此卡，因为体内的仪器在通过安全检查的时候会报警，因此过安检之前出示此卡片可避免一些不必要的麻烦。

起搏器属于高度精密的仪器，每平方厘米的电路上有 5 000 余个元器件，尽管出厂前已经严密测试，但仍需定期检查其是否正常地运转，以及工作方式是否符合您的个性化治疗需要。这是一项非常重要的工作，千万忽视不得。在起搏器植入时，医生会根据您的情况设置程控参数。而您个人情况及病情可能会随时间推移而变化，因此需要定期去门诊随访，以程控调节起搏器，适应您的个性化需要。随访内容包括：体格检查、心电图、体外程控起搏器参数。必要时还需做动态心电图、超声心动图及 X 线等检查。一般建议在出院后第 1 个月随访一次，第 2 个月至半年每 2～3 个月随访一次；半年后至起搏器预期寿命终止前半年，可每半年至 1 年随访一次；以后缩短为每 2～3 个月一次，甚至每个月随访一次。发现电池接近耗竭时，应及时住院更换。随访过程中发现问题应缩短随访间期。

第二节　体外除颤器

相信大家都在影视作品当中见到过这样的场景：对于垂死的患者，医生手持两个巴掌大小的电极，大呼一声："其他人闪开！"然后就对着患者的胸膛进行电击，此时或许会有起死回生的神奇效果。在这里，医生使用的就是体外除颤器。体外除颤器是在抢救患者或者使房扑、房颤患者心律转复为正常时经常使用的一种医疗设备。它可以发出高频脉冲刺激心脏，从而达到治疗心律失常的作用。当然，在使用除颤器的时候，还可能产生诸如皮肤灼伤和心肌损伤等并发症。在本节当中，我们将会对体外除颤器各方面的常见问题进行讲解。

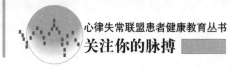
一、什么是体外除颤器？

体外除颤器是医院急救室经常使用的一种医疗设备，主要由以下三部分组成（图 8-2-1）：①电源：是整个除颤器的能量之源，我们可以根据不同的病情需要来调整输出电压的高低。②同步触发装置：除颤器的放电方式分为同步和非同步两种，同步触发装置可以设置不同的放电方式。③电极板：两个直接放置到患者身体上的放电装置，在不放电时，将其放在患者的胸前，也可以感知患者的心电活动，起到心电图导联的作用。

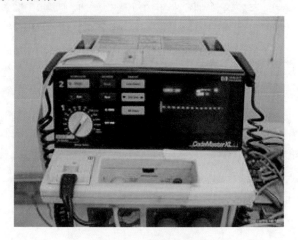

图 8-2-1　体外除颤器

二、体外除颤器有什么治疗作用呢？

简单来讲，起搏器的作用就是通过发出高频脉冲通过心脏，使心脏细胞在瞬间同时除极，其效果与电脑的"格式化"类似，可使患者恢复正常的窦性心律。如果患者发生室颤，此时除颤器的作用是"除颤"；如果患者发生房扑、房颤等心律失常，此时除颤器的作用则是"复律"。

三、除颤器的两个电极应该放在身体的什么地方？

在使用除颤器时，放置电极的原则是保证电流通过整个心脏，现在比较常用的放置方式有：

1. 前尖位　一个电极放在胸骨右缘锁骨下方，另一个放在平左乳头水平的左侧腋中线上。

2. 前后位　一个电极放在右前壁锁骨下，另外一个放在背部左肩胛下。

3. 尖后位　一个电极放在心尖部，另一个放在背后右肩胛角。

四、使用除颤器时，如何选择放电模式和电压？

当患者因发生室颤需要除颤时，应该选择非同步放电模式。对于国内较多的老式单相波除颤器来说，电击能量为 360 J，如果不成功可以重复。

当患者因其他心律失常需要进行直流电复律时，应该选择同步放电模式，房颤患者充电为 150~200 J，房扑患者充电约为 100 J。

五、面对室颤患者，我们应该如何使用除颤器进行除颤呢？

在除颤之前，我们需要准备的物品有：除颤器、导电膏或生理盐水纱布，以及各种抢救和心肺复苏所需的器械和药品，如氧气、吸引器、气管插管用品、血压和心电监测设备等。

在确认患者发生室颤之后，我们首先要开启除颤器，选择合适的放电方式和电压，在两个电极导联上均匀涂上导电膏，然后按下充电按钮，当听到连续的"嘟嘟"声音，表明电以充满。此时，我们就要将两个电极放在上述位置上，通知旁边的人远离床边，双手同时按下放电按钮，完成除颤。

六、电除颤会给患者带来什么并发症？

电除颤给患者造成的最直接的并发症是皮肤灼伤和心肌损伤，但

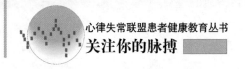

多轻微并较少发生。此外还有可能诱发早搏、室颤、窦性心动过缓、房室传导阻滞等心律失常。在少数情况下，患者在接受除颤后还会出现低血压、肺水肿等表现。

第三节　体外自动除颤器

在上节内容当中我们讲道，体外除颤器是医务人员在急救时常用的一种医疗设备。那么作为普通老百姓而言，如果在机场、车站、医院等公共场所发现有人心跳骤停，需要进行除颤怎么办？目前，有一种"傻瓜式除颤器"可以满足我们这方面的需求，这就是体外自动除颤器（AED）。AED的使用比较简单，普通老百姓在经过简单培训之后就能熟练使用。那么AED具体是什么样的？使用时要注意什么？能起到什么样的作用呢？这就是本节内容要告诉大家的。

一、什么是体外自动除颤器？

体外自动除颤器可以通俗地理解为"傻瓜式除颤器"，是置于机场、车站、体育馆、医院等公共场所的一种用于抢救室颤导致心脏骤停患者的设备。该设备操作简单，即使是没有专业基础的普通老百姓，在经过简单培训之后也能熟练使用，可以在危急关头救人一命。在下图中，右侧的小盒子就是一个体外自动除颤器，英文简称为AED（图8-3-1A）。在放置AED的地方，往往会有如图所示的标志（图8-3-1B）。

二、我们什么时候应该使用AED？

在公共场所，发现有人突然晕倒、意识丧失，如果周围有AED设备的话，应立即取下应用，开始抢救。我们要做的只是把AED连接到患者身上，它就会通过自动分析来决定是否应该除颤。

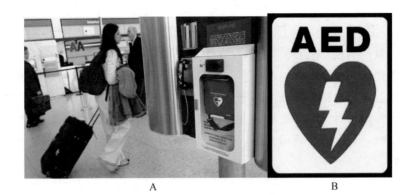

A　　　　　　　　　　　　　B

图 8-3-1　体外自动除颤器

三、如何使用 AED 呢？

大多数 AED 设备都会有详细的操作流程标记，我们只需要按照指示去操作即可：

1. 打开 AED 的盖子，开启设备电源。

2. 连接电极片　AED 有两个电极片，一个需要贴在左侧乳头外侧，另外一个贴在右胸上部。

3. 将电极片插头和主机相连接。

4. 按下"分析"键，设备就会自动分析患者的心律。如果诊断为室颤，需要除颤的话，AED 会发出语音提示告诉操作者和周围的人。此时，操作者要提醒周围人群远离晕厥患者，然后按下"放电"键，开始除颤。需要注意的是，在 AED 分析患者心律的时候，一定不要接触患者，以免影响分析结果。

5. 当一次除颤结束之后，AED 会再次分析心律，如果仍然没有转复为正常心律，那么就需要对患者进行 5 个周期的心肺复苏，然后再次分析，再除颤……反复进行上述环节，直到专业医务人员到达现场。

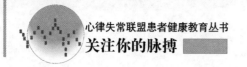

四、使用 AED 之前需要接受培训吗？

虽然 AED 是一种"傻瓜"式仪器，但是为了确保 AED 能够得到正确使用，提高急救的成功率，操作者仍然需要接受一定的培训。培训内容主要包括两部分：心肺复苏技术和 AED 使用技术，整个培训过程仅需数小时。遗憾的是，目前我国政府尚未建立自动体外除颤器培训系统，也无专门培训费用。不过，有关专业机构正在从事这方面的工作。

第四节　埋藏式心脏复律除颤器

我们知道，当患者发生室颤的时候必须紧急除颤，否则就会有生命危险。但是，持续性或致命性室性心律失常患者不可能永远躺在除颤器旁边，随时等待着医生对其进行电击除颤。此时，患者就需要一种可以随身携带的除颤器——埋藏式心脏复律除颤器（ICD）。ICD 在外观上和普通的起搏器极为相似，也需要通过手术植入体内。患者在植入 ICD 之后仍然需要继续服用抗心律失常药，而且也需要定期对 ICD 进行程控，这样才能保证 ICD 正常的工作状态，也可以避免 ICD 不必要的频繁放电，从而在保证安全的前提下尽量减轻患者的痛苦。哪些患者需要安装 ICD 呢？植入 ICD 的具体过程是什么样的？植入后患者又需要做些什么呢？在阅读本节内容之后，您就会对此有初步的了解。

一、什么是埋藏式心脏复律除颤器？

埋藏式心脏复律除颤器（ICD）是临床上治疗持续性或致命性室性心律失常的一种重要设备，具有支持性、抗心动过速起搏、低能量心脏转复以及高能量除颤等作用。ICD 能够在数秒钟内识别患者的快速室性心律失常，然后自动放电除颤（图 8-4-1），这样就能明显降低恶性室性心律失常的猝死发生率，挽救患者的生命。从外观上看，

ICD 和普通的起搏器极为相似，但仔细观察就会发现，ICD 只有一根导线连接到右心室尖部，而圆形的脉冲发生器则埋藏在左侧胸前区的皮肤下方。

二、哪些患者安装 ICD 肯定获益？

以下人群安装埋藏式心脏复律除颤器后生存率将会得到提高：

1. 室颤所致心脏骤停的幸存者或由非可逆因素导致的伴有血流动力学不稳定（即血压降低）的室性心动过速患者。

2. 器质性心脏病伴有自发的持续性室性心动过速患者。

3. 伴有临床原因不明的晕厥症状，同时出现血流动力学显著不稳定的室性心动过速或者在心电生理检查时可诱发出室性心动过速的患者。

4. 心肌梗死导致左心室射血分数（心功能指标）低于 35％的患者，于心肌梗死 40 天后心功能为Ⅱ级或Ⅲ级时可安装 ICD。

5. 非缺血性扩张型心肌病、射血分数≤35％，心功能为Ⅱ级或Ⅲ级的患者。

6. 心肌梗死导致出现左心功能不全的患者，心肌梗死 40 天后左心室射血分数低于 30％，心功能Ⅰ级。

7. 心肌梗死伴非持续性室性心动过速，射血分数小于 40％，电生理检查时可以诱发持续性室性心动过速的患者。

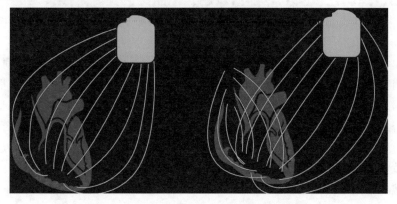

图 8-4-1　埋藏式心脏复律除颤器放电示意图

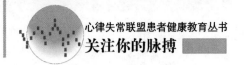

三、ICD 如何被植入体内？

进行 ICD 植入术之前，患者需要接受局部或者静脉麻醉。为了减少对皮肤的磨损，ICD 的囊袋一般放置在胸大肌和胸小肌之间（近年来体积更小的 ICD 可以像起搏器一样埋藏在皮下），然后导线通过锁骨下静脉进入心脏，其最前端固定在右心室的心尖部。如需双腔 ICD，则再植入一根电极导线到左心房；如需三腔 ICD，则再植入一根电极导线经心脏静脉到左心室侧壁。在设备植入之后，我们需要通过诱发室颤继而除颤来测试 ICD 的感知和除颤功能。当设备参数调适完毕之后，医生就可以逐层缝合肌肉和皮肤。最后，医生会再次诱发室颤继而测试 ICD 的除颤功能，进而核实设备的工作状态，以确保万无一失。

四、是不是安装 ICD 之后就可以不用服抗心律失常药了？

显然不是。即使植入了 ICD，患者仍需要坚持服用抗心律失常药，不得自行停药或减药。因为抗心律失常药可以减少患者室性心动过速或室颤的发作次数、减少 ICD 放电次数，还能够减少或消除误放电的诱因，从而减少 ICD 的电能消耗，延长 ICD 的有效使用寿命。

五、患者在接受 ICD 植入术后，出院之后还要注意什么呢？

患者在出院之后需要定期复查，进行 ICD 设备的体外程控，使医生了解 ICD 当前的工作状态，了解患者术后室性心动过速、室颤的发作情况以及 ICD 的除颤效果。这时尤其要注意的是 ICD 的充电时间，因为随着使用时间的延长，ICD 的充电时间也会相应延长，医生会根据这一数据决定是否需要更换 ICD。除此之外，还要充分告知医生是否发生过上述的术后并发症，以便随时采取措施对症治疗。如果在 ICD 的使用过程中频繁发生误放电，则对患者而言是极大的痛苦，这就需要在医生的指导下辅助药物治疗，并进一步调整设备的参数，以减少误放电的发生。

第五节　佩戴式体外除颤器

　　对于持续性或致命性室性心律失常患者而言，植入 ICD 固然可以通过及时除颤来保证其心脏的正常。但是当患者拒绝接受 ICD 植入手术，或者由于某些特殊情况而不能进行手术时，如何能保证患者发生严重心律失常时能得到及时除颤呢？目前，一种新型的佩戴式体外除颤器就已经可以在某种程度上解决这一问题。佩戴式体外除颤器的外观酷似一个"背心"。这个"背心"有自动感知和放电的作用，一旦患者发生致命性心律失常，除颤器经过感知或者分析后就会"通知"患者本人，患者可以通过控制器进行除颤治疗；如果此时患者已经丧失意识，除颤器就会在 20 秒之后自动放电。当然，与 ICD 相比，佩戴式体外除颤器本身也具有一定的局限性，具体内容将在下文中详细阐述。

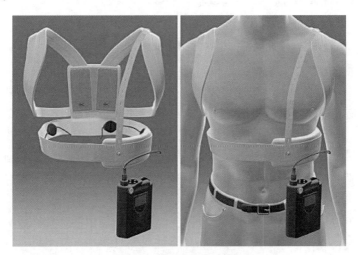

图 8-5-1　佩戴式体外除颤器

一、佩戴式体外除颤器的外观是什么样的？

　　如图所示，所谓"佩戴式除颤器"就是一种像背心一样可以穿在

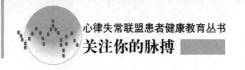
身上的除颤器（图 8-5-1）。这个"背心"约有 2.7 kg 重。当患者将这种除颤器穿到身上时，后背部的两个除颤电极片和心前区的一个除颤电极片即共同组成一个除颤放电系统。当患者需要进行除颤时，该系统就会发出高能量的电流通过心脏，达到除颤的目的。此外，在这种"背心"下面的环形带子上，还附着有 4 个感知电极片，可以感知患者的心脏活动情况，一旦出现异常，就会发出报警信号。除了这个"背心"以外，患者还有一个手动的控制器，当除颤器感知到有心律失常并提醒应进行除颤的时候，患者可以通过这个控制器来决定是否进行放电。

二、什么样的人需要这种佩戴式除颤器呢？

该设备主要面向临床上需要进行心脏性猝死一级或二级预防的患者，如果他（她）们拒绝接受植入 ICD，或者因为某些原因而不能植入 ICD 的话，佩戴式除颤器就是一个很好的选择。

三、佩戴式除颤器是如何工作的？

依靠数个感知电极的作用，除颤器可以对患者的心电学状况进行 24 小时实时监测。一旦患者发生室性心动过速或者室颤，该装置中的数字信号处理器就会对感知到的信号进行评定。如果符合设定的诊断标准，除颤器便会自动闪烁指示灯，并通过语音告知患者需要进行除颤，同时也会提醒周围的人迅速离开以免被电击误伤。假如此时患者神志清楚，并能够很明确地知道设备的感知有误，他（她）就可以通过手动控制器来终止放电。如果没有终止放电，除颤器就会在 20 秒内自动充电，除颤电极就会像汽车安全气囊一样自动充气，以保证电极片和患者的充分接触；同时，除颤电极还能自动释放导电胶。当一切准备就绪之后，除颤电极片就会根据感知到的不同心律失常类型选择不同模式和强度的脉冲来进行除颤治疗。如果除颤不成功，除颤器将自动重复上述动作，再次除颤。本设备最多可以连续放电 5 次。

四、同样是随身携带的除颤器，佩戴式除颤器与 ICD 相比，有哪些优势和不足?

与 ICD 相比，佩戴式除颤器最大的优势在于不需进行手术植入，患者直接穿到身上即可，使用方便，不影响日常生活。而且，由于患者清醒状态下可以手动终止除颤，因此就能使患者免受不必要的电击折磨。此外，在花费问题上，佩戴式除颤器也比 ICD 便宜很多。

但是，佩戴式除颤器从感知信号到开始治疗的整个过程耗时较长，这对于惜时如金的除颤治疗而言无疑是一个很大的缺陷。而且，与 ICD 相比，佩戴式除颤器的除颤成功率也相对偏低。

（张海澄　孙玉杰）